I0420927

This book is a reality opens the gateway to deepest understanding the cancer and its treatment strategy to well-being. People, who like to know more about the cancer defeat strategy, to live longer before or after beating the cancer, medical practitioners, students or everyone who reads its modern holistic scientific knowledge content, those will enjoy and knowledge benefited of reading.

Henry Hossein Mossavat.ND

نوشته ها و اطلاعات علمی مهّم این کتاب برای افرادی

جالب میتواند باشد که علاقمند به دانش و دانستن

چگونگی سرکوب بیماریهای سرطان هستند ضمن

آنکه به داشتن عمری طولانی توأم با سلامتی می

اندیشند. دانشجویان پزشکی و پزشکان بیشترین بهره

های علمی را از مطالعهٔ این کتاب خواهند داشت.

من از بهترین و علمی ترین روشهای سازنده و موفق بهمراه مکمل های طبیعی با فورمولهای نادر برای شکست و اصلاح انواع سرطان استفاده میکنم و شما در این کتاب آنرا فرا خواهید گرفت. بیشترین چیزی که ما باید انجام دهیم این است که به شدت و به طرز چشمگیری ساخت سلول های سرطانی را متوقف و شرایط سرطان زا در بدن را معکوس کنیم بطوری که سلولهای سرطانی, خودشان را سالم کنند و پرورش سرطان متوقف گردد. برای از بین بردن بیماریهای مرگ آور سرطان, من, حسین مساوات از 10 روش طبیعی و تدبیر مؤثر علمی و مدرن استفاده میکنم. روشهایی که همگان نخوانده اند و نشنیده اند. پزشکان, دانشجویان رشته های پزشکی و بیماران میتوانند با ارتقاء دادن سطح دانش پزشکی خود, رمز

و راز شکست بیماریها و بیماریهای سرطان را بیاموزند و عمری طولانی داشته باشند. این کتاب ماندگار را به همهٔ عاشقان زندگی ی سالم تقدیم میکنم, چه آنهایی که هستند و چه از مردمی که هنوز در راهند و یا بدنیا نیامده اند, مخصوصاً آنهایی که دست بسوی آسمان دارند و طلب سلامت میکنند و یا با نتیجهٔ منفی از روش بهداشت و درمان خود, منتظر رحمت الهی هستند. تقدیم به آنهایی که میتوانند ادامه دهندهٔ روشهای درمانی من باشند.

دکتر حسین مساوات

Holistic Natural Medicine

&

Cancer Treatment

Written for Persian language

By Henry Hossein Mossavat, ND

بیماریها و رازهای ناگفته

خودآموز درمان

سرطان و طب طبیعی مدرن

روشهای مُهم در جهت مقابله و نابودی سلولهای سرطانی و بیماریها

نوشتهٔ دکتر حسین مساوات

متخصص طبیعی درمانی و دکتر در داروهای طب طبیعی مدرن

بررسی و شناخت عملکرد اندیشه های نوین و روشهای اثبات شدهٔ منطقی و مستقل در جهت مبارزهٔ ریشه ای و نابودی بیماریهای مزمن در طب طبیعی مدرن

ISBN:1517294088
ISBN-13:9781517294083

توضیح در خصوص چاپ کلمات فارسی و انگلیسی در سطور کتاب

قابل تذکر است که نوشته و چاپ و مطالعهٔ حروف و کلمات فارسی فرستاده شده به برنامه های انگلیسی زبان اغلب مؤسسات, با مشکل همراه است بخصوص آنکه, اگر در مهندسی بدنهٔ برنامهٔ مورد استفادهٔ آنها, حروف فارسی گنجانده نشده باشد که متعاقباً برنامهٔ مذکور نمیتواند حروف را تشخیص دهد و یا اینکه بعضی حروف و کلمات فارسی را از سطری به سطور دیگر جابجا میکند خصوصاً اگر آن سطر حاوی نقطه, کلمه و یا جملهٔ انگلیسی باشد. لذا در این کتاب با سعی و صرف حوصله و دقت, کوشش نمودم که بدنه و چهارچوب سطور و متن نوشته شده در حین چاپ دستخوش تغییرات چاپی نشود, در ضمن بدون

اینکه خدشه ای به کتاب وارد آید در بعضی از سطور, نامها و اصطلاحات انگلیسی به فارسی برگردانده شده است و صفحات کتاب ممکن است که از دست راست به چپ ورق زده شود. در مجموع شرکت چاپ کننده, کتاب را بدون اِشکال و با حداکثر دقّت عمل و ظرافت و هنر بچاپ رسانده است که در اینجا از مسئولین چاپ تشکر میکنم.

فهرست بخشها و مطالب

مواد شیمیایی و سرطان

خارج نمودن سلولهای سرطانی و مرده از بدن

تقویت بدن

استراتژی سرطان - قسمت شماره 7

کلیه, مثانه - کبد, کیسهٔ صفرا

اضطراب و مسمومیّت ذهنی

قسمت پایانی 274

ملاحظات و یادآوریهای مهّم در خلاصهٔ بررسی 10 برنامه و تدبیر مبارزه با سرطان

توّجه:

چنانچه اگر این کتاب را بدون جلد اصلی بشما عرضه نمودند و یا قسمت بالای صفحات آن فاقد نام نویسنده " حسین مساوات" باشد و یا شمارهٔ صفحه در پائین صفحات که از اعداد منفی در قالب شکل روبان نقش شده است, حذف گردد. نویسنده و شما, قربانی مطامع دزدی ماهر و چاپگر شده اید. لطف نموده و نویسنده را حمایت کنید. شکل کتاب و سطوری از نوشته های آن در اینترنت براحتی در دسترس است.   دکتر حسین مساوات

بنام خداوند جان و خرد

بدین نامه گر عمرها بگذرد

همی خواند آنکس که دارد خرد

عالیجناب حکیم ابولقاسم فردوسی طوسی

سلامتی چیست و در کجا قابل جستجوست؟ چگونه میتوان یافت و آنرا در بدن پایدار نمود. اگر دارای ارزش است برآورد محاسبهٔ آن چگونه خواهد بود و معادل چه چیز ی میتواند باشد؟ آیا میتواند مهمتر و با ارزش تر از یک اتومبیل و یا یک خانهٔ مسکونی محسوب شود؟ پاسخ من این است که کلمهٔ سالم در مقابل نبود آن قرار دارد و سلامتی هر انسان در چهار چوب بدنهٔ انسانی خودش مفهوم خواهد داشت و در نبود سلامت, پیکرهٔ انسانی, جزئی از نیستی خواهد بود و مفهوم حیات و زندگی نخواهد داشت. ارزش سلامت پیکره و بدن هر انسان برای خودش نه به اندازهٔ ارزش یک خانه و یا بسته ای از اسکناس, بلکه وجود حیات و بقایش معادل کرهٔ زمین برایش ارزشمند است, یعنی زنده است و در سطح کرهٔ زمین تحّرک دارد که این خود عین سلامتی است و عدم سلامتی, تحرک بر سطح کرهٔ زمین را سلب

میکند و پیکرهٔ انسانی جزئی از خاک زیر سطح زمین خواهد شد, بنا بر این هستند کسانی که حاضرند سلامتی را با اسکناس معاوضه کنند و با ادامهٔ بیماری خویش, نبودن بر سطح زمین را ندیده میگیرند و نیستی را برای خود هموار میسازند.

دکتر حسین مساوات

توصیه میکنم با پزشکتان حتّماً مشورت کنید

مقدمه

بیماریهای سرطان و روشهای مقابله با آن

مروری کوتاه بر 10 استراتژی و روشهای نابودی سلولهای سرطانی که در صفحات بعدی خواهید خواند

چگونه و چرا بیماریهای سرطان تا این حّد در جهان شیوع یافته است؟

آیا ما قادر هستیم که در طول زندگی خود به دام بیماری سرطان گرفتار نشویم و از این بیماری خطرناک وغم انگیز در امان باشیم و دور بمانیم؟ بنظر من حسین مساوات و از دیدگاه درمان طبیعی مدرن, بیماری سرطان در بدن انسان, بیماری ای نیست که مهمتر از تب باشد. البته بعنوان بخشی از مکانیسم دفاعی بدن، تب یک روند طبیعی در بدن است و نشانهٔ این میتواند باشد که بدن تحت حمله مهاجم

خارجی است مانند میکرب ها, باکتری ها و ویروس ها. بنابراین, بدن درجه حرارت خود را در جهت کشتن مهاجم افزایش می دهد. هر گونه تلاش برای از بین بردن تب, خرابکاری در مکانیسم دفاعی بدن محسوب میشود و سیستم دفاعی را متوقف خواهد کرد و بیماری را از بین نخواهد برد, تب یک علامت و هشدار است مانند سر و صدای یک آژیر و یا صدای هشدار دهندهٔ دود و آتش سوزی, هشدار دهنده ای که از شرایط خطرناک در بدن, ما را مطلع میکند. نبودن آن مانند این خواهد بود که باطری دستگاه زنگ و هشدار دهندهٔ دود را برای جلوگیری از مزاحمت و سر و صدا از آن خارج کنیم و خود را در خطر و موقعیت یک آتش سوزی واقعی قرار دهیم. مصرف انواع قرص های شیمیایی برای از بین بردن تب, بدون پرداختن به علت واقعی آن از طریق ریشه

یابی و درمان طبیعی دقیقآ مانند مثال گفته شده در بالا و خالی کردن باطری از دستگاه آژیر خواهد بود. مطمئنآ, داروهای تجویزی در کودکان برای مقابله با تب درجهٔ بالا ممکن است بطور مقطعی مورد نیاز باشد اما پس از آن که تب تحت کنترل درآمد بیماری را نمی توانیم نادیده بگیریم چون بیماری در هر صورت بدن را در تسخیر خود دارد. همین استدلال را بطور جامع میتوان در مورد بیماری سرطان بکار برد هنگامی که تغذیه بدن با مواد نامناسب انجام پذیرد, اعضاء بدن در معرض مواد سمّی قرار میگیرد و سپس تجمّع مواد سمّی به مکانیسم های دفاعی بدن صدمه وارد میکند و باعث خراب شدن سلولها از طریق تغییرات در - دی ان اِ - آنها میگردد. هنگامی که سلول های آسیب دیده به اندازه کافی زیاد شد, آنها سریعآ شروع به تکثیر تصاعدی خود میکنند یعنی تکثیر سلول های آسیب دیده وغیر طبیعی بوجود

آورندۀ تومور هستند. جّراحی و برداشتن تومور نمیتواند علت و رشد بافت های سرطانی را خاتمه دهد و فقط بافت ناحیۀ سرطانی مربوطه برداشته و حذف میشود. انجام روشهای مدرن طبیعی درمانی یکی از کارهایی است که باید بطور جدی و همه جانبه برای مقابله با عامل اصلی بیماریهای سرطان انجام شود در غیر این صورت بیماری سرطان مجدداً به صورت قویتر رشد خواهد نمود. در اینجا موردی را اشاره میکنم بنام غدۀ چربی یا لیپوما که در بین مردم عمومّیت دارد و بسیار هم مهّم است و در طب عمومی مدرن به آن اهمیت چندانی نمی دهند. در ظهور بیماری تودۀ چربی یا لیپوما به نظر میرسد که تنها معنی آن این می تواند باشد که بدن مواد زائد خود را پردازش و تصفیه نمی کند, که این می تواند به چند دلیل بستگی داشته باشد, مانند داشتن رژیم

غذایی نامناسب و گوشتخواری, خوردن غذاهای
فراوری و از پیش ساخته شده با استفاده از مواد
شیمیایی و مواد نگهدارنده, داشتن کلیه و یا کبدی نا
سالم، داشتن عدم تعادل درغدد ترشحی, ضعف
سیستم ایمنی بدن و بسیاری از دلایل دیگر. بنابراین,
بدن مواد زائد نامطلوب را در زیر پوست بصورت
کپسولی پنهان و انبار می کند درست مانند خاکی که
در زیر قالی و فرش قرار گیرد. این توده که عنوان
لیپوما دارد در واقع همان مواد زائد و نامطلوب در
زیر پوست است, برای مقابله با عامل اصلی این
مشکل, جراحی و برداشتن غده چربی هیچ کاری انجام
نمیدهد. آموزش و نصیحت پزشکی عمومی مدرن به
ما میگوید که اگر تومور چربی باعث ناراحتی و اذیت
ما نمیشود لذا مزاحم آنها نشویم و بگذاریم بماند و یا
شاید بخودی خود از بین رفت و یا این که درمان
سبب آسیب به سیستم عصب میشود لذا همینطور با

آن مدارا کنید, جواب بنظر ساده است و آن مانند نادیده گرفتن هشدار و صدای زنگ دستگاه دود و آتش سوزی است. تومور چربی یا لیپوما یک زنگ خطر و پرچم قرمز است و میگوید که بدن در تعادل نیست و در حذف کردن ضایعات به درستی عمل نمیکند. مورد گفته شده سر آغاز یک موضوع اصلی است که بطور جدی آگاه باشیم که از این زمان به بعد ناکارآمدی بدن ما, به تولید سلول های سرطانی کمک خواهد نمود و سلامتی ما نه تنها پایدار نخواهد ماند بلکه با گذشت زمان هر روز زایل تر خواهد شد. بعبارت دیگر, سرطان ناشی از یک واکنش طبیعی بدن است در مقابل انباشت مواد زائد نامطلوب در بدن. تعریف آسانتر آن بگونه ای دیگر چنین است که هنگامی که بدن به اندازه کافی مورد هجوم و حملۀ موارد استرس زای خارجی قرار گیرد مانند مواد

پتروشیمی, مواد نگهدارندهٔ افزودنی به خوراکیها و یا مواد خوراکی آلوده, رادیو اکتیو و الکترومغناطیس بیش از حد در محیط زیست و یا سمّوم و سایر عوامل بیماریزا, همهٔ این ها به طور ناگهانی تغییری در سلول های ما در جهت عکس و مغایر عملکرد طبیعی شان بوجود می آورد که نتیجهٔ آن سلول سرطانی نامیده میشود. در ابتدای بیماری, به جای جرّاحی, رادیو تراپی و یا شیمی درمانی ترجیح این است که شروع درمان را با استفاده از روش های طبیعی مدرن آغاز کنیم و بدن را در حوزهٔ رژیم طبیعی قرار دهیم و به بینیم میتوانیم وضعیت سرطان و عدم تعادل بدن را تحت کنترل در آوریم؟ متاسفانه، زمان و شدّت مرحله سرطان همیشه این اجازه را نمیدهد. در طبیعی درمانی مدرن منظور کمک به وضعیت کل بدن خواهد بود و نه فقط علائم بیماری. مکملهای مورد استفاده در طب طبیعی, ترکیبی از گیاهان داروئی

هستند و این گیاهان ممکن است علائم و آثار آن را کم کند بطوری که اندازهٔ تومور سلول های سرطانی بتواند در حدود ده هفته کاهش پیدا نماید. برخی از مکمل های طبیعی رایج تبلیغی دارای مجموعه ای از ترکیبات شیمیایی و طبیعی هستند و حال اینکه قرار گرفتن در یک رژیم کاملاً جامع و طبیعی نیازمند انواع منبع خوراکی کامل و اصلی از جمله ویتامین ها, آنزیم ها, اسیدهای آمینه, مواد معدنی ضد عفونی و غیره است که طبیعت دریایی و زمینی بصورت دست نخورده در خود موجود دارد که بصورت مکملهای مورد اشاره میتواند در دسترس قرار گیرد. مواد این مکملها ضمن کمک به بازسازی سلولها و بافت های مجروح, منجر به عمل و فعالیت مجدد آنها می شود و برگشت آنها به چرخهٔ سیستم بدن را فراهم می نماید, این عملکرد نه تنها عوارض جانبی ندارد بلکه به

کاهش هر گونه عوارض جانبی ناشی از درمانهای ناموفق قبلی کمک میکند. طب طبیعی گیاهی مدرن, یک سیستم مجزا از طب عمومی مدرن است که به علت بیماری از ریشه و بنیاد آن می پردازد و در ترویج سلامت و بهبود آن, از مشاوره های تغذیه ای و درمان های طبیعی استفاده میکند. پزشکان طب طبیعی درموارد بسیاری علاوه بر آموزش بیماران با طب عمومی مدرن نیز همکاری داشته و دارند. تلفیق طب گیاهی با آخرین پیشرفت های علمی روز و با استفاده از بهترین سیستم های شفاء باستانی, با نشان دادن بهترین راه برای حفظ سلامت, بهبود افزایش طول عمر و سرعت بخشیدن به درمان بیماریها است.

برخی از فورمولهای داروهای گیاهی یک رویداد انقلابی برای شفا و درمان مردم ایجاد کرده است که نه تنها برای درمان بیماریها بلکه این اجازه را میدهد

که با درک نیازهای فردی جهت پیدا کردن و داشتن سلامت مطلوب و رسیدن به تعادل و هماهنگی لازم دراعضاء بدن مورد استفاده قرار گیرد.

سرطان و تدابیر مبارزه

پزشک شما نمیتواند به شما بگوید یا اطلاع ندارد و نمیداند که علل سرطان واقعا چیست و برای مقابله با آن چه باید کرد. برای از بین بردن بیماریهای مرگ آور سرطان, من از 10 روش طبیعی و تدابیر مُؤثر خودم استفاده میکنم. با توجه به آنچه که شما ممکن است در مورد کشنده بودن سرطان اطلاع داشته و بدانید و یا اینکه چگونه بیمار سرطانی از انجام دادن شیمی درمانی و پرتو درمانی رنج میبرد و یا چگونه بخشی از بدن بیمار باید جرّاحی شود. دراین بررسی

تمرکز من بر روی بهترین روشها و فورمولهای مکملهای طبیعی است که احتمال ابتلا به سرطان و یا کار شکست دادن سرطان را خود به خود و یا در رابطه با شیمی درمانی یا اشعه درمانی تا حدّ زیادی کاهش خواهد داد. در جهت مبارزه با بیماریهای سرطان از طریق روشهای طبیعی درمانی, پژوهش های گیج کننده و خسته کننده ای نیز وجود دارند که فرمول مکملهای آنها و روش های درمانی پیشنهادی ممکن است دارای عناوین خوبی نیز باشند و بعنوان معجزه گر هم معرفی شوند, اما برای مبارزه با بیماریهای سرطان توانایی ندارند و وقت و پول را به هدر میدهند. همچنین نتایج اغلب پژوهشها در قسمت طب عمومی با در اختیار داشتن بودجه های هنگفت سالیانه نیز بهمین منوال است.

از جمله اقدامات مؤثر که ما میتوانیم و باید انجام

دهیم, شکست دادن بیماری سرطان است و عدم بازگشت آن نیز به همان اندازه مهم خواهد بود , اساس و علل همهٔ انواع سرطان یکسان هستند, این است که همهٔ سرطان ها یک علت همسان دارند با شرایط متفاوت، من از بهترین روشها و فورمولهای مکمل های طبیعی برای شکست و اصلاح انواع سرطان استفاده میکنم. بعلاوه من به شما میگویم که بهترین مکمل های ضد سرطان مکمل هایی است که میتواند با هر چیزی که پزشکتان دستوراستفاده داده مصرف شود مانند شیمی درمانی و یا اشعه درمانی. مکمل های گیاهی پیشنهادی من به ترتیب اهمیت و برای استفاده در مراحل و درجات مختلف بیماریهای سرطانی است که با دادن انرژی مضاعف بما کمک میکند و بهتر است بموقع استفاده کنیم که سریعتر بهبود یابیم. سعی کنیم برای از بین بردن سلولهای

سرطانی به اندازه کافی استفاده کنیم, سریع تر و قبل از آن که رشد سرطان بتواند تکرار شود. ما نمیتوانیم سرطان را از بین ببریم چنانچه رشد آن شدید تر و سریعتر از برنامهٔ درمانی باشد. اگر کسی در حالت و مسیر پایانی بیماری است, ما نمیتوانیم سلول های سرطانی را براحتی از بین ببریم, زیرا بدن قادر نخواهد بود که مسئولیت رسیدگی و پاکسازی تعداد زیادی از سلولهای مردهٔ سمّی سرطانی را در یک زمان بعهده داشته باشد. در این خصوص و مرحله, از روشی استفاده میکنیم که در صفحات بعدی به آن خواهیم پرداخت.

علل سرطان

سرطان را میتوان شکست داد. زمانی که محیط و ساختمان بدن سالم, پاکیزه و اعضاء بدن قوی باشد در نتیجه علل اساسی سرطان حذف خواهد شد.

سلولهای سرطانی همواره درهر حال در بدن ایجاد میشوند. این یک فرایند مداوم است, بخش هایی نیز در سیستم ایمنی بدن وجود دارد که به دنبال کردن و از بین بردن سلولهای سرطانی است. میلیون ها سال است که سرطان با به وجود آمدن انسان و حیوانات در بدن آنها زند گی کرده است, اما تنها در نیمهٔ دوم قرن بیستم است که انواع بیماریهای سرطان رو به افزایش گذاشت, با کمک این سالها ما در معرض مقدار بیش از حد از سموم و آلاینده ها قرار گرفتیم, استرس, سبک زندگی, الکترومغناطیس, تابش چراغ

برق, تاباندن لیزر به سیستم ایمنی بدن, آشغال, آفت کش ها, کیفیت پایین مواد خوراکی و اصلاح شده های ژنتیکی, عوامل بیماریزا, اشیاء و همه چیزها و مواردی که در یکصد و پنجاه سال پیش نبود, همه این ها به تضعیف سیستم ایمنی بدن و تغییر محیط داخلی بدن به محیطی متفاوت و رشد سرطان کمک میکند.

سرطان یک بیماری مرموز نیست که بطور ناگهانی به ما حمله کند, چیزی که نتوانیم در مورد آن تصمیم بگیریم وانجام دهیم. قطعاً ما می توانیم به درمان امیدوار باشیم اگر بدن بیمار زمان به اندازهٔ کافی داشته باشد و در زمان حمله به سلول های سرطانی و تومورها, طراحی نحوهٔ درمان بتواند با بهره برداری از نقاط ضعف آنها در ایجاد نمودن تغییر در محیط داخلی آنها مُؤثر واقع شود که به ایجاد برگشت آنها به سلامت کمک کند نه به تشدید رشد سلولهای سرطانی. تومورهای سرطانی وقتی ایجاد میشوند که

سلول های سرطانی ساخته شده باشند و دارای قدرت باشند و بیشتر از توان خود کار کنند که در نتیجه سبب تخلیه سیستم ایمنی بدن و از بین رفتن آن میشوند, قرار گرفتن انسان بعد از تولد در معرض مداوم آب حاوی کلر و فلوراید, آفت کش ها, تابش الکترومغناطیس, مواد شیمیایی ساختهٔ دست بشر و سمّوم دیگر منجر به ایجاد بیش از حد بسیاری از رادیکال های آزاد و تعداد بیش از حد سلول های سرطانی میشود. ترکیبی از یک سیستم ایمنی ضعیف شده با یک رژیم خوراکی از مواد خوراکی بیش از حد فرآوری و تصفیه شده و همچنین تخلیهٔ مواد معدنی آلی از خاک زراعی, قرار گرفتن در معرض نور مصنوعی بیش از حد در شب, هر کدام از این موارد به تنهایی میتواند به اندازهٔ کافی برای افزایش سلولهای سرطان مؤثر باشد و سیستم ایمنی ضعیف

شدۀ بدن قادر به مقابله نخواهد بود و سلول های سرطانی از نقطه ای به اعضاء دیگر مهاجرت و از آنجا شروع به رشد و تکثیرسرطان در بدن میکنند.

تحقیقات نشان میدهد که سیستم ایمنی بدن برای شارژ شدن به طور کامل نیاز به 9 ساعت خواب ممتد در تاریکی دارد, آخرین باری که شما 9 ساعت خوابیدید را بیاد دارید؟ از آنجا که استرس و سمّوم بیش از حد منجر به ضعیف شدن سیستم ایمنی بدن میگردد و سپس این سیستم نمیتواند درست عمل کند, در نتیجه بدن نیز قادر به از بین بردن بیش از حد سلولهای سرطانی توسعه یافته نخواهد بود و در برخی از افراد دیر یا زود این تکثیر شدید, زنده ماندن را به خطر می اندازد. البته رژیمهای خوراکی غلط و توأم با شکر و کربوهیدرات های تصفیه شده وهضم سریع آنها در پرورش و ساختار سلولهای سرطانی بسیار خوب عمل میکنند و سلول های

سرطانی را خیلی بیشتر از سلول های سالم مورد حمایت قرار میدهند و شرایط اجازه به توسعه سرطان و روند معکوس غلبه بر سرطان را میّسر می سازند.

در تصحیح این شرایط, قطعا روش های متنوع تری باید انجام شود تا حتماً مشخص شود که انجام کدام یک کاربرد بیشتری جهت ضربه بر روی مورد خاص بیماری سرطان دارد. بیشترین چیزی که ما باید انجام دهیم این است که به شدت و به طرز چشمگیری ساخت سلولهای سرطا نی را متوقف و شرایط سرطانزا در بدن خود را معکوس کنیم بطوری که آنها سالم شوند و پرورش سرطان متوقف گردد. در جّراحی ها, در واقع هیچ کس نمیداند که در نقطه برش و عمل جّراحی, سرطان کاملا از بین رفته است یا نه, سلول سرطانی همیشه وجود دارد, در وضعیت

جدی تر به این معنی است که خیلی بیشتر باید به سرعت مقابله شود بدون اینکه خیلی دیر شده باشد.

درمان بیماریهای سرطان و روشهای پزشکی عمومی

والدین دختر خانم بیماری که در مراحل پیشرفتهٔ سرطان مغز بود از انکولوژیستی که در بعضی موارد از داروی گیاهی نیز استفاده میکرد پرسیدند که آیا مکمل های گیاهی را صلاح میداند که به بیمارشان بدهند, دکتر گفت که هیچ راه حل دیگری برای مشکلات دخترشان وجود ندارد و اگر تمایل دارند میتوانند از آن نیز استفاده کنند. در واقع این دکتر با سفارش و نصیحت دوست متخصص طبیعی درمانی خود, قبلاً از این مکمل مخصوص برای تعدادی از

بیماران خود جهت موفقیت در مبارزه با سرطان استفاده کرده بود, و این طبیعی بود که والدین بیمار تعجب کنند که چرا در سال گذشته دکتر قبلی در مورد مصرف این مکمل گیاهی و در زمان شروع درمان به آنها چیزی نگفت. متاسفانه پیشنهادات استفاده از درمان طبیعی یا جایگزینی طبق مقررات برای پزشکان ممنوع است و پزشک نمیتواند درهر موردی صاحب نظر باشد, لذا به پزشک دیگری معرفی میکند. موانع زیاد دیگری نیز برای بیماران وجود دارد مانند مقررات بیمه, رفت و آمد, اقامت و مشکلات اداری آن و مقررات موسسات بهداشتی ذیربط. باید سعی کنیم که مشاوره و درمان خود را با درمان های طبیعی غیر دارویی برای مقابله با سرطان نیز انجام دهیم. غول صنعت پزشکی, پول و هزینهٔ سنگین مبارزهٔ جهانی با بیماریهای سرطان را از طریق

فروش مواد دارویی مخدر و اشعه درمانی در کنترل خود دارد. سود بالای این صنعت کماکان به نظر نمیرسد که به مکمل های طبیعی و یا سایر روشهای طبیعی درمانی برای مبارزه با بیماریهای سرطان, اجازهٔ ثبت فرمول دهد. دلیل دیگری که چرا پزشکان عمومی , طبیعی درمانی مطمئن و سالم را برای درمان بیماریهای سرطان توصیه نمیکنند و از آن چشم پوشی می نمایند و از درمان های پرهزینه و غیر منطقی به جای آن استفاده میکنند این است که, آنها توصیه و تجویز آنچه را که میدانند میکنند, تنها چیزی که انجام آن را یاد گرفته اند. فرض کنیم آنها بهترین اقدامهای خود را برای ما انجام دهند, آیا غیر از این است که در واقع آنها تنها آنچه را که فقط یک نوع سیستم درسی آنها را آموزانده است اجازه میدهد که ترویج و انجام دهند. در حال حاضربیشتراز پنجاه سال است که درمان سرطان توسط پزشکان تماماً در استفاده از

اشعه درمانی خلاصه میشود یکی از انوع درمان های دیگر, روش شیمی درمانی است که به همهٔ سلولها آسیب میرساند و به پاره کردن و تضعیف سیستم ایمنی بدن می انجامد, اما مشکل در وهلهٔ اول این است که سیستم ایمنی بدن بیمار سرطانی با شروع بیماری تضعیف گردیده بود و تمام سلولهای دیگر بدن نیز در حال حاضر مشمول این آسیب هستند و نمیتوانند مجدداً آثار سوء شیمی درمانی را بطور مضاعف تحمل نمایند, در بهترین شرایط حتی اگر تومور بهبود یابد, درمان با مکملها و رژیم غذایی مخصوص باید ادامه داشته باشد چون که ارگان سیستم ایمنی بدن باضافهٔ تمامی سلولهای نیمه سالم دیگری هستند که احتمالاً به نوبه خود آسیب بیشتری از سلولهای سرطانی دیده اند. چند سال پیش, در یک نظرسنجی از انکولوژیستها در یکی از مراکز تحقیقات

سرطان در شرق کانادا, 64 نفر گفتند که فقط درمان با بعضی از داروها را قبول ندارند، در حالی که 58 نفر از انکولوژیستها گفتند که همهٔ داروهای شیمی درمانی بخاطر درجهٔ سمّیت آنها غیر قابل قبول هستند.

سئوال اینست که, چرا ما حقیقت را میدانیم و هنوز بیماران ما در حال مرگ هستند؟ این اطلاعات صحیح و تکان دهنده, حداقل حقیقت را برای ما باز گو میکنند امّا گوش شنوایی, نیست. بطور کلی حرفهٔ پزشکی امروز بسیار متفاوت از پزشکی پنجاه یا یکصدوپنجاه سال پیش نیست. برای امور بهداشتی, کارکنان و پزشکان اعمال مشترکی در انجام کار دارند چه در مطب و یا در اطاق عمل باشد. موردی را برایتان بازگو میکنم, در زمانهای قدیم پزشکان و دستیاران پزشکی جهت جرّاحی و یا بدنیا آوردن نوزادان, بدون شستن دست های خود وارد عمل میشدند که در نتیجه بسیاری از زنان از عفونت های پس از آن جان خود را

از دست میدادند. در یکی از بیمارستانها, پزشکی این مسئله را درک میکند و آنها را به شستن دستهای خود ترغیب می نماید و عفونت متوقف میشود. سازمان پزشکان آن شهر بعوض قدردانی, بعلت دخالت در امور سازمان, ناراحت میشود و پزشک مسّول را مورد بی مهری قرار میدهد. به گفتۀ سازمانهای مبارزه با سرطان, فقط در کشور آمریکا, هر سال حداقل حدود پانصدهزار نفر مبتلا به نوعی از سرطان تشخیص داده میشوند و طبق آمار, مرگ بر اثر سرطان و بیماریهای قلبی خطر شماره یک برای اکثر افراد است. شیمی درمانی مسئولیت کشتن تمام سلولها در سراسر بدن را بعهده میگیرد که این امر شامل سلول های سرطانی و سلول های سالم هم هست, سلولهای سالمی که به سرعت در خود ضرب و به سرعت در حال تقسیم هستند. ما به سلولهای سالم نیاز فراوان

داریم مانند مغز استخوان که به تولید خون - دستگاه
گوارش - سیستم باروری و فولیکول های مو که در
حال ضرب و تقسیم و افزایش هستند. شیمی درمانی,
درمان نمیکند و یکی ازعلل حیرت انگیز آن, میزان
شکست وعدم موفقیت این روش درمانی در مراحل
درمان است که نتایج برخی از تحقیقات بعمل آمده را
در زیر برایتان تشریح خواهم کرد. در سال 2004
مجله سرطان شناسی بالینی, بررسی ای را در مورد
میزان موفقیت شیمی درمانی منتشر کرد که چگونه
بسیاری از بیماران مبتلا به سرطان هنوز بعد از 5 سال
زنده بودند و در آن این آمار آمده بود که نتایج کلی
سهم شیمی درمانی از طریق سیتوتوکسیک که کمک
به زنده ماندن 5 ساله در بزرگسالان میکند به 3.2
درصد در استرالیا و در ایالات متحده آمریکا 2.1
درصد برآورد شده است. در نتیجه همانطور که نرخ
زنده ماندن نسبی برای سرطان در استرالیا 5 سال

است و در حال حاضر بیش از 60 درصد سرطانی ها نیز 5 ساله هستند, واضح است که شیمی درمانی سیتوتوکسیک, تنها باعث میشود که یک سهم بسیار جزئی و نه دایمی در سلامت و درمان سرطان داشته باشد. برای توجیه هزینهٔ مستمر و در دسترس بودن داروهای مورد استفاده در شیمی درمانی و همچنین تأثیر آن بر کیفیت سلامت و زندگی مردم نیاز به یک ارزیابی دقیق, ضروری است, آیا مردم جهان واقعاً و به سختی و با کوشش زیاد بدنبال پیدا کردن راه و روش مطمئنی هستند؟ آیا اساساً راه حّل دیگری وجود دارد؟ البته وجود دارد اگر بخواهیم عاقلانه و منطقی تصمیم بگیریم. شیمی درمانی همیشه در تبلیغات, خود را به عنوان بهترین های درمانی معرفی میکند آنهم با میزان موفقیت کم و فقط بیش از 2 درصد بهمراه سود سرشار برای دیگران. برای مرحله 4

سرطان نرخ کمتر از نیمی از یک درصد است. اساساً, شیمی درمانی به ندرت کار میکند و بدتر از آن, برخی از درمان های دارویی نیز از گسترش سرطان حمایت میکنند که اغلب جهت جلوگیری از درد از مواد مخدر دارویی برای تسکین درد و غلبه بر سرطان استفاده میشود.

چندین سال پیش مجلۀ سرطان برای مقالات علمی, که مجلۀ معتبری است در یک نتیجه گیری نوشته بود که ما در انتظار انتشار قضاوتهای مناسب از سوی پزشکان در مورد درمانهای رایج سرطان که به هیچ وجه نمی توانسته در هر شکل و فرمی تا کنون بی ضرر بوده باشد هستیم و باید با اطلاعات موجودشان راهنمایی های لازم را در زمینۀ اصل وجودی داروهای شیمی درمانی بعمل آورند. در تفسیر اطلاعات موجود, برای همه قابل درک است که چرا پزشکان

شواهد روشن و کافی را که شیمی درمانی آسیب و

صدمه بسیار بیشتری وارد میاورد تا نسبت به انجام

درمان, نادیده میگیرند. در حدود سی سال پیش

دکتر پرز گارسیا با استفاده از روش درمانی خود که

انسولین درمانی مینامد توانسته است از طریق دادن

مقداری انسولین گیاهی به بیمار به دنبال یک دوز

بسیار کوچک از شیمی درمانی نوعی از سرطانها را

درمان کند.

گیرنده گی انسولین در سلّولهای سرطانی 15 برابر

بیشتر از سلولهای طبیعی است. جهت از بین بردن

سلولهای سرطانی, انسولین میتواند به اهدادف شیمی

درمانی کمک کند زیرا گیرنده گی انسولین آنها بسیار

بیشتر و توانمند است, در نتیجه میتوان یک دوز بسیار

کوچک از شیمی درمانی را مورد استفاده قرار داد که

باعث آسیب کمتری به سلول های طبیعی بشود. برای

مرحله 1 یا 2 سرطان گزارشی خواندم که حدود 80 درصد این روش موفقیت داشته است. برای سرطانهای جدی تر نتایج قدری کمتر است, بنابر این با تجربهٔ بیشتر از سی سال استفاده توأم با موفقیت از این روش, باور نمیشود کرد که چرا کمتر از پنجاه نفر پزشک از پزشکان در جهان از این روش استفاده میکنند. همانطور که میدانیم بسیاری از انکولوژیستها قسمت زیادی از درآمد های سرشار خود را از محلّ تجویز دوزهای بزرگ و طولانی مدت داروهای شیمی درمانی بدست می آورند و در دوزهای کوچک و کم, درآمد زیادی ایجاد نمیشود. در جهت استفاده و مصرف محصولات طبیعی و مکملهای گیاهی, ضرورت ندارد که از شیمی درمانی یا پرتو درمانی جلوگیری کنیم, در واقع به جهت حمایت از بدن, مکمل های خوراکی بسیار مفید است که همراه با شیمی درمانی, پرتو درمانی و جرّاحی استفاده شود بطوری که تّأثیر

منفی تابش اشعه و شیمی کمتر شود و نتیجهٔ بهتری
عاید گردد. علاوه بر این, سیستم ایمنی بدن را قوی
تر و بهتر میسازد که قادر باشد از توسعهٔ دوباره
سرطان جلوگیری کند. این بسیار منطقی بنظر میرسد
که شیمی درمانی یا اشعه درمانی حداقل با یک گزینه
دیگر همراه باشد که در جهت حمایت بیشتر بدن در
راه مبارزه با سرطان بسیار مؤثرتر عمل کند. بسیاری
از مردم بنا به دستور پزشکان معالج, تنها شیمی
درمانی و پرتو درمانی رایج را انجام میدهند و از
راههای درمانی مطمئن دیگر جهت پشتیبانی و مبارزهٔ
بدن خود در برابر بیماری سرطان استفاده نمیکنند و
هیچ تعجبی ندارد که در اغلب موارد, سرطان
بصورت ناقص از بین میرود, سپس با قدرت بیشتری
بر میگردد و در مدت کوتاهی بدن را تسخیر میکند
اگر سیستم ایمنی بدن با اشعه درمانی یا شیمی

درمانی از بین برود, این بیماری سرطان است که در مقابل خود را موظف و آماده ی جایگزینی و تاخت و تاز کردن در بدن میکند, حتی سریع تر از قبل باید بدنبال گزینه های دیگر باشیم اگر چنانچه پزشکان بگویند که هیچ کار و راه دیگری را نمیتوانند انجام دهند و یا پیشنهاد کنند.

لازم است که به تصحیح ریشه ای علل اساسی بیماری سرطان و درمان آن در اوایل زمانی که شانس بسیار بیشتری وجود دارد بپردازیم, به خصوص با مکمل های طبیعی که میتواند بدون خطر باشد, مکملهای طبیعی صدمه نمی زند, آنها تنها میتوانند کمک کننده باشند, آنها به کمک و پشتیبانی از شیمی درمانی یا پرتو درمانی به جهت کمتر کردن آثار منفی و سوء درمان خواهند شتافت. همچنین آنها با قدرت هر چه بیشتر با حمایت و تقویت از سلامت بدن و سیستم ایمنی

بدن, درمان سرطان را تسهیل می بخشند, به عنوان مثال, مطالعات تحقیقاتی نشان داده اند که استفاده از اکسیژن درهنگام اشعه درمانی در جهت از بین بردن سلولهای سرطانی مؤثرتر است و اگر بهمراه شیمی درمانی استفاده شود ضمن تقلیل دادن عوارض شیمی درمانی میتواند در بهبودی بیماری کمی کمک کند, بدیهی است برخی از افراد با استفاده از شیمی درمانی یا پرتو درمانی موفق به درمان مقطعی سرطان شدند, اما اگر به آمار مرگ و میر ناشی از سرطان نگاه کنیم, می بینیم که اکثریت قریب به اتفاق مردم بعلت عدم آشنایی, از مکمل های طبیعی برای مبارزه با سرطان استفاده نمیکنند, درست مثل این است که در مبارزه با مرگ و زندگی و با انتخاب غلط, یک دست خود را پشت سر خود ببندیم و با یک دست مشت شده به مبارزه ادامه دهیم. از بین

بردن بیمارهای سرطان سخت است, ولی این یک مبارزه ای است که نمیتوانیم آنرا از دست بدهیم. ما هر چه بیشتر بدن خود را حمایت کنیم بدن بهتر میتواند هر گونه عوارض جانبی از شیمی درمانی و اشعه درمانی را تحمَل کند و بهتر است که بدن خود را در مبارزه با سرطان آماده نماییم. مقابله با بیماریهای سرطان با استفاده از روشهای مدرن طبیعی درمانی در وهلۀ اول به ساختن سالم سازی بدن کمک میکند, تحت یک سیستم ایمنی ضعیف و خسته و بی انرژی, ما قادر به از بین بردن سلول های سرطانی به همان سرعتی که در حال ضرب و تقسیم و یا تکثیر و رشد هستند نخواهیم بود, استفادۀ خوب از مکمل های طبیعی و ایمن, برای تغییر محیط داخلی بدن است که رشد سرطان را پشتیبانی نمیکند بلکه بطور مستقیم و قاطع از بین بردن سلول های سرطانی را هدف قرار میدهد, مکملهای بسیاری وجود دارد که

دارای خواص ضد سرطان هستند, در انتخاب و تصمیم گیری اینکه کدامشان بهترین و مؤثرتر است این نوشته کمک خواهد کرد که ما مکمل های خوب و نه چندان خوب را از بهترین مکمل ها تشخیص دهیم و با استفاده از آنها به خودمان بهترین شانس را در از بین بردن بیماری سرطان بدهیم, در جهت کمک به تعیین مکمل های مهّم که کدام یک برای استفاده ارجعیت دارد وکدام میتواند باعث اتلاف وقت و هزینه شود از مُتدهای نوین تست و روشهای مختلف استفاده میکنیم. انجام تست مکمل ها, موضوعی و موردی است, بنابر این چند بار بررسی میکنیم و دوباره بررسی نتایج آنرا به عنوان دقت عمل مورد آنالایز قرار میدهیم. در واقع در روند ارزیابی دوباره و مجدد, بسیاری از مکملها تحت پوشش قرار میگیرند و انرژی آنها در تست, اندازه و مشخص میشود که

ببینیم و ثابت شود در افرادی که از آنها استفاده
کرده ایم چقدر مؤثر هستند. در برخی از مکمل ها
درصد بالا و بعضی دیگر درصد پایین تری دارند. این
بررسی, توانایی و قدرت مکمل های انتخابی را به
اثبات میرساند که در جهت مبارزه با بیماری سرطان
تحت پوشش وآنالایز قرار داده شده اند که به معنی
حاوی بهترین نوع فورمول هستند در جهت بهبودی و
سلامت. فورمولهای انتخابی من نیز, همیشه به دلیل
این فرآیند ارزشیابی است.

نتیجهٔ تست وآنالایز از اثر مکملها, بما امکان قدرت
تشخیص و شناسایی را خواهد داد که دریابیم چه
مکمل هایی دارای ارزش کم و یا با ارزش بالا هستند
که باید مورد استفاده قرار گیرند چون در درجه
بالاتر, قدرت مکمل ها جهت شفا بیشتر خواهد بود.
وقتی که درجه اندازه گیری ارزشها را روی مثلاً 10

قرار میدهیم, تعدادی ازمکمل های خوب ارزش خود را تا به نزدیک 2 میرسانند و تنها تعداد خیلی کمی از بهترین مکمل ها را در محدودۀ ارزش 6 تا 10 میتوان یافت, این روش فقط قادر به مقایسه مکمل های مختلف با همدیگر است, وقتی که تعداد زیادی از بهترین مکمل ها را که در دسترس قرار دارند از بازار خریداری و تحت تست قرار میدهم درجۀ قدرت بعضی از آنها در محدودۀ 0.4 تا 0.6 و بسیاری هم در طیف وسیعی پایین تر از 2 تا 1 قرار دارند و تعجبی ندارد که آنها مکمل های موفقی نیستند که ما انتظار داشته باشیم. هر چند احتمالاً بسیاری از مردم بعلت شّدت تبلیغات وعدم اطلاع و یا با وام گرفتن بطری و جعبه خالی مکمل ها از آشنایانشان جهت خرید و رفع مشکل سلامتی شان, از آنها خودسرانه استفاده میکنند, در حالی که مکمل های بهتر و شایسته تری

وجود دارد که هیچ وقت تبلیغ نمیشوند و در دسترس عموم به سهولت قرار نمیگیرند. در حال حاضر اکثریت ویتامین ها و مینرال های گیاهی تحت فروش را محصولاتی با کیفیت ضعیف و با هدف تجارتی تشکیل میدهند که در حدود ردیف ارزشی بسیار پایین تر از نمرهٔ یک قرار دارند, این ها محصولاتی هستند که با امکانات تجارتی بزرگنمایی میشوند. من سعی و تلاش میکنم در طول این نوشته ها شما با درک بهتر مطلب, قادر به تصمیم گیری بهتر و با ارزش تر باشید. لذا بررسی را با تدبیر و استراتژی شماره یک آغاز میکنم. با تمرکز بر بهبود اکسیژن رسانی به سلول های سالم و همچنین با استفاده از اکسیژن برای از بین بردن سلولهای سرطانی و شرایطی را ایجاد و مهیا نمائیم که سلولهای سرطانی با مرگ طبیعی خود, از بین بروند.

استراتژی سرطان شماره 1

سطح اکسیژن در بدن پایین است

افزایش سطح اکسیژن درسلولها سبب از بین رفتن سلول های سرطانی میشود. یکی از علل سرطان, سطح کم اکسیژن در میان بدنهٔ سلولهای سالم جدیدی است که ساخته میشود, سطوح کم اکسیژن باعث خرابی تنفس آنزیم ها و سوخت و ساز در سلولهای تازه تشکیل شده میشود بطوری که سلولهای جدید نمیتوانند با استفاده از اکسیژن, انرژی تولید کنند. این سلول ها پس از آن میتوانند به نوع و شکل دیگری درآیند که ما آنرا سرطان مینامیم آنطور که در گزارشات آمده است, در سال 1931 دکتر واربورگ اولین برنده جایزه نوبل در مورد اثبات علت سرطان و اینکه کمبود اکسیژن در تغذیه

سلولی بسیار به رشد سرطان کمک می کند اظهار داشت که تشخیص و درمان سرطان مبرهن و واضح است و در آن رمز و رازی وجود ندارد, ما میدانیم هر زمان که سلولی از شصت درصد اکسیژن مورد نیاز خود محروم شود سرطان پدید می آید.

چرا در لیست بیماریها, سرطان در ردیف اول قرار دارد؟

تعداد بیشماری ازعلل ثانویه برای اغلب بیماری ها وجود دارد اما برای سرطان تنها دو سه علت اساسآ موجود است و آن در چند جمله خلاصه میشود. علت نخست پیدایش سرطان, جایگزینی تنفس اکسیژن در سلول های طبیعی بدن با همزمانی تخمیر قند سلولی است. همه سلول های طبیعی بدن رفع نیازهای انرژی خود را با تنفس اکسیژن انجام میدهند در حالی که

سلول های سرطانی رفع نیازهای انرژی خود را در بخش بزرگی از سلول های طبیعی تخمیر شده بعمل می آورند._تجمع مواد سرطان زا و سموم دیگر در داخل و اطراف سلولها منجر به گرفته گی راه ارتباطی اکسیژن و سپس صدمه به مکانیسم تنفس اکسیژن سلولها میشود. از طرفی دیگر تجمّع سلول های قرمز خون نیز سبب سرعت کم جریان خون شده و جریان خون درمویرگ ها محدود میگردد, این امرهمچنین باعث تشدید شدن مضاعف کمبود اکسیژن میگردد, حتی کمبود دیگر مواد خوراکی مورد نیاز سلول ها نیز سبب بسته شدن دیواره سلولها میشود, اسیدهای چرب و روغن کتان موجود در بعضی از پنیرهای محبوب و مورد علاقه اروپاییان در درمان پاره ای از سرطان ها مؤثر گزارش شده است که در این مورد مستندات ضد و نقیض است. در حقیقت

اسیدهای چرب, دیوارهای سلولها را مورد حمایت قرار میدهد بطوری که اکسیژن بتواند توسط دیواره های سلولها وارد سلولها شود. این روش در واقع با عملکرد ناتوان و بسیار ضعیف محبوبیت پیدا کرده است و جهت بیماری دیابت و یا بیماری های قلبی و عروقی نیز با نتایج ضعیف تر مصرف میشود. در یافته های دکتر واربورگ مشخص شد که آنزیم های تنفسی در سلولها که انرژی تولید میکنند نیاز به استفاده از اکسیژن درست دارند و سلولها جان خود را از دست میدهند زمانی که سطح اکسیژن در آنان در حّدّ پایین تری قرار گیرد. وقتی این اتفاق می افتد, سلول نمیتواند تولید فعالیت و انرژی کند. بنابر این اگر سلول سالم است که به زندگی خود ادامه میدهد و گر نه باید حداقل جای خود را به انرژی قندهای تخمیر شده بسپارد. با توجه به مُتد دکتر واربورگ, سلولهایی که برای تولید انرژی از تخمیر قندها

استفاده میبرند ممکن است خود به خود سرطانی شوند, بعبارت دیگر سلولهایی که ازطریق اکسیژن نمیتوانند انرژی تولید کنند نمیتوانند انرژی کافی و لازم را جهت بقاء وعمل و حفظ توانایی حیاتی خود داشته باشند در نتیجه توانایی خود را برای انجام هر آنچه که آنها نیاز به انجام آن در بدن دارند از دست خواهند داد. تخمیرسلولی اجازه نمیدهد تا این سلولها برای زنده ماندن خود به تلاششان ادامه دهند و یا به مدت طولانی ارتباط مؤثر با بدن برقرار نمایند, این سلولها فقط قادر به تکثیر و رشد هستند و ممکن است سرطانی شوند. توضیح دقیق تر آن این است که تغییرات سلولی مسیر سرطانی شدن سلول را آماده میکند. چند دهه پیش, دو محقق آزمایشاتی را انجام دادند که در آن شدّت تخمیر و سرعت رشد سرطان در مراحل مختلف رشد اندازه گیری شد.

چیزی که آنها پیدا کردند, تئوری دکتر واربورگ را محکمتر و مهندسی تر ثابت کرد که سرطان در بالاترین نرخ رشد خود, بالاترین نرخ تخمیر را دارد و همچنین در رشد آهسته تر, سرطان تخمیر کمتری را برای تولید انرژی مورد استفاده قرار میدهد. بطور طبیعی و طبق روال همیشه, مُتد دکتر واربورگ به چالش کشیده شد و توسط اساتید و دانشمندان دیگر مورد آزمایش قرار گرفت. بعدها برخی از محققان پس از اندازه گیری سرطانهای کم رشد و در حال رشد, ادّعا کردند که آنها تخمیر سلولی در آزمایشاتشان مشاهده نکرده اند و نظریهٔ واربورگ معتبر نیست و اگر سرطان میتواند با تخمیر رشد کند پس تنها تخمیر یا فقدان تنفس اکسیژن علت بیماری سرطان نمیتواند باشد.

دکتر دین بورن و دکتر مارک وودز نتایج آنها را با

استفاده از تجهیزات پیچیده تر مورد بررسی مجّدد قرار دادند و مشخص کردند که تجهیزات مورد استفادهٔ آن محققان برای اندازه گیری سطح تخمیر, به اندازهٔ کافی دقیق و کارآمد نبوده که تشخیص تخمیر را در پایین ترین سطوح درجه انجام دهد. استفاده از تجهیزات جدیدتر و دقیق تر نشان داد که حتی در رشد خیلی آهستهٔ سلول های سرطانی, تخمیر سلولی هنوز هم در سطوح بسیار کم وجود دارد. بعدها ابداع یک آزمایش درانستیتو ملی سرطان آمریکا نشان داد که رشد آهسته سرطان همیشه هماهنگی مستقیم با تولید تخمیر اسید لاکتیک دارد, چندی بعد, بیوشیمیستی بنام فیالا سیلویو, همچنین تاکید کرد که سرطان با رشد آهسته خود, تولید اسید لاکتیک میکند و تنفس اکسیژن سلولی را کاهش خواهد داد.

تحقیقات بیشتر در مورد نظریۀ دکتر واربورگ, نشان داد زمانی که سطح اکسیژن سلول به اندازه کافی پایین رفت سلول شروع به تولید انرژی از طریق تخمیر میکند و در نهایت سرطانی میشود و در این مرحله حدود 35 درصد از اکسیژن کاهش مییابد. دکتر و استاد در تحقیقات بیوشیمی, بنام دکتر ج ب کیزر, توضیح میدهد که کشف دکتر واربورگ و تفاوت در تنفس سلولی, این موضوع را یادآوری میکند که اغلب, تغیرات تخمیری سلولی, اساسی ترین تفاوت فیزیولوژیک بین سلول های سالم و سلول های سرطانی است, ایشان سپس تصمیم گرفتند که با مطالعات انجام شده و استفاده از کشت سلولی, به بررسی پاسخ های متفاوت سلول های سالم و سرطانی و تغییرات آنها در محیط اکسیژنی بپردازند. در ادامه, ایشان میگویند نتایجی که پیدا کرده اند بسیار قابل توجه بود. در اولین گروه و در فشار کم اکسیژن,

تبدیل شدن سلولهای تخمیری به بافت سرطانی,
میزان حدود 95 درصد بود که بسیار سمّی و کشنده
بود, در حالی که بطور کلی در گروه دوم, بافت های
طبیعی با فشار بالای اکسیژن دارای جایگاه سالمتر و
آسیب دیده گی کمتر بودند. در واقع, برخی از بافت
های طبیعی نیز پیدا شدند که نیازمند ورود به مرحله
بحرانی بودند. چنانچه این پژوهش نشان داد به نظر
میرسد این امکان وجود دارد که ایجاد بحران سلولی
بافت ها در بافت سرطانی, میتواند خود را به تعمیر و
اصلاح برساند و پس از آن بافت سرطانی ممکن
است قادر به کشتن سلولهای سرطانی انتخاب شده
اش بشود.

ولی در مجموع به نظر میرسد که سلولهای سرطانی
قادر باشند که در جهت حفاظت از خود, از محیط
مسکونی خود در گروه 2, به یک محیط امن تر در

گروه 2 نقل مکان کنند. در نتیجه همانطور که ملاحظه و استنباط نشان میدهد, سطوح پایین اکسیژن در سلولها ممکن است یکی از علل اساسی بیماریهای سرطان باشد. دلایل متعددی وجود دارد که سلولها میتوانند اکسیژن ضعیف شده داشته باشند, از جملهٔ این دلایل یک مورد میتواند سموم بیش از حد در بدن باشد که باعث گرفتگی سلولها میشود و با کیفیت پایین دیواره های سلولها, مواد مغذی به سلولها نمیتوانند راه یابند, فقدان مواد مغذی مورد نیاز برای دستگاه تنفس و گردش خون ضعیف, سبب میشود که سطح کم اکسیژن در بدن داشته باشیم بهمراه مقدار کم اکسیژن در هوایی که تنفس میکنیم. سلولهای سرطانی همچنان که انرژی لازم خود را از راه تخمیر سلولی بدست می آورند, عامل و تولید کنندهٔ بیش از حّد اسید لاکتیک هم هستند. اسید لاکتیک, سمّی است و تمایل آن, جلوگیری از حمل و

نقل اکسیژن به سلول های طبیعی و سالم همسایهٔ مجاور است, در طول زمان و تکرار این عوامل, سلولهای سالم ضعیف و سلولهای سرطانی گسترش خواهند یافت چنانچه اگر توسط سیستم ایمنی بدن کنترل و نابود نشوند.

شیمی درمانی و پرتو درمانی زمانی باید مورد استفاده قرار گیرند که سلول های سرطانی ضعیف تر از سلولهای طبیعی باشند که در نتیجه برای اولین بار ممکن است بمیرند, ولی باید بدانیم که در همان حال نیز شیمی و اشعه درمانی آسیب به آنزیم های تنفسی داخل سلول های سالم هم می رسانند و آنها را بیش از حد مسموم میکنند بطوری که احتمال تبدیل شدن سلولهای سالم به سرطان بیشتر فراهم میشود و شرایط زمینهٔ ابتلاء به سرطان نه تنها کاهش نمی یابد بلکه بدتر خواهد شد و سرطان معمولا به سرعت

برای بار دوم بر میگردد مگر اینکه ما تغییراتی را در حمایت از سلامت بدن خود بوجود آوریم. مفهوم نتایج این تحقیقات این است که یکی از راههای مؤثر برای حمایت از مبارزه بدن در برابر سلولهای سرطانی بدست آوردن اکسیژن کافی و رساندن آن با قدرت بیشتر به سلولهای سالم خواهد بود که در نتیجه سلولها با بهبود توانایی خود با استفاده از اکسیژن و بالا بردن سطح اندازه اکسیژن سلول های طبیعی بافت ها از سرطانی شدن آنها جلوگیری کند وهمچنین این افزایش سطح اکسیژن و حرکت آن بسوی سلول های سرطانی در سطح بالا و نهایت میتواند به کشتن سلولهای سرطانی کمک نماید. در مراکز تحقیقات آزمایشگاهی, هنگامی که در حال کار کشت سلولی هستند, اگر می خواهند سلولی تغییر ماهیت دهد و تکثیر شود درجهٔ اکسیژن را پایین می آورند و برای متوقف کردن سلولها نیز درجه اکسیژن را بالا می

برند که این مورد نیز تأئید دیگری بر عملکرد اکسیژن است. عمل رساندن اکسیژن اضافی به درون سلول انسان بیمار آسان نیست, اکثر روشها بخوبی عمل نمیکنند. اکسیژن تنفسی نیز بستگی به مقدار موجود هموگلوبین و پی اچ و همچنین سایر عوامل در بدن دارد. مکملهای اکسیژن مایعی که در دسترس نیز هستند هرگز نمیتوانند عمل آزاد سازی و رساندن اکسیژن خون به داخل سلول را انجام دهند, لذا به این معنی نیست و نباید تصّور شود چون مکمل اکسیژن وارد خون میشود پس به داخل سلول نیز راه می یابد, در اینجا یک مکانیسم و عامل حمل و نقل و تحویل اکسیژن به داخل سلول لازم است. ر اههای مختلفی برای زیاد کردن سطح اکسیژن به میزان قابل توجه درسلول وجود دارد بطوری که بتوانیم سلولهای سرطانی را از بین ببریم و همچنین از گسترش و رشد

آنها جلوگیری نماییم. مؤثرترین راه این است که از مکمل هایی استفاده شود که به معنای واقعی کلمه بتواند مسبب تحریک و تولید اکسیژن بیشتری در سلولها بشود.

همچنین میتوانیم بهره برداری از آنزیمهای میتوکندری را افزایش دهیم و آنرا قادر سازیم که با استفاده از اکسیژن ایجاد انرژی نماید که به خفگی سلولهای سرطانی کمک نماید. میتوکندری اغلب با کمبود اکسیژن, آسیب دیده و نمیتواند با استفادهٔ مجدد از اکسیژن, انرژی تولید کند که در نتیجه منجر به توسعه سلولهای سرطانی میشود, بهر حال در نهایت میتوانیم گردش خون را افزایش دهیم بطوری که بیشتر اکسیژن و مواد مغذی حیاتی برای سلول ها تآمین شود و با افزایش اکسیژن و پی اچ در سلولها و استفاده از این راه سخت و طولانی حرکتی به سوی از

بین بردن بیماری سرطان انجام دهیم. یک بطری بسیار کوچک حاوی مایع معدنی کمیاب که دارای فرمولی متشکل از انواع خاص مواد معدنی دریایی, اسیدهای آمینه و آنزیم هایی از گیاهان آبی است این توانایی را دارد که با ایجاد جدائی و تجزیهٔ پیوندهای شیمیایی در مولکول های هیدروژن و اکسیژن آب, از خود یک ماده با ارزشی بسازد که به طور طبیعی بتواند در واحد های سلولی نفوذ کرده و عملیات اکسیژن رسانی را بر علیه سلول های سرطانی به انجام برساند.

یکی از عوامل مهم تشکیل دهندهٔ این مکمل معمولاً میتواند خود را بتوسط حمایت دیگر اجزاء این مجموعه به داخل سلول برساند جایی که نیاز به اکسیژن دارد و مشکل حمل و نقل اکسیژن به سلول توسط این مکمل مرتفع خواهد شد که راهی منحصر و

استثنایی است. استفاده سلولها از ترکیب ماده های معدنی کمیاب در این مکمل باعث حداکثر میزان تجمّع اکسیژن در سلولها تا 8 ساعت پس از خوردن میشود و این عمل حیرت انگیز تولید مولکول اکسیژن, بصورت پایدار و دائمی است تا زمانی که مورد مصرف قرار گیرد. فورمول این مکمل همچنین قادر به تأمین نیازهای عادی بدن با یک رژیم ثابت از قبیل اکسیژن, هیدروژن, طیف کامل مواد معدنی, اسیدهای آمینه و آنزیم ها نیز خواهد بود که علاوه بر جذب مواد مغذی جهت سلولها در همان حال به پاکسازی سلولها از اسید لاکتیک وسموم نیز به پردازد ضمن اینکه دو کار اساسی را نیز در بدنهٔ بافت سرطانی انجام میدهد.

اول, ایجاد تعادل پی اچ و دوم, از بین بردن سمّیت بیش از حدّ سلول, استفاده از آن نیز دارای شرایطی

است که به مرحله و نحوهٔ درمان مربوط میشود تا آنجا که به آن نیاز داریم. از آنجائی که در تصفیه و پاکسازی سموم و سلول های مردهٔ بدن با قدرت عمل میکند, دوز مصرفی آن باید طبق دستور و برنامه صورت گیرد.

استراتژی سرطان شماره 2

سطح پی اچ اسیدی منجر به سرطان میشود

بررسی مقدار زیادی از نتایج تحقیقات بعمل آمده نشان میدهد که رشد سرطان در محیط های اسیدی است و میزان بودن محیط طبیعی نرمال و قلیایی میتواند بیماریهای سرطان را متوقف کند. همچنین, سلولهای سرطانی, بدن را بیشتر اسیدی میسازد که

در نهایت تولید اسید لاکتیک را موجب میشود.

بنابراین اگر بدن به بیماری سرطان مبتلا شود سطح پی اچ متغییر بوده و بیشتر تغییر خواهد داشت و بدن بیش از حّد در محیط اسیدی قرار خواهد گرفتاقدام به بیشتر قلیایی کردن بدن در مبارزه با سرطان بسیار حیاتی است. متأسفانه اکثر خوراکیها و نوشیدنی هایی که ما مصرف میکنیم اسیدی هستند, مانند گوشت, حبوبات, قند و شکر, کولاها و سایر نوشیدنی های غیرالکلی که بسیار اسیدی هستند. بنابراین باید به رژیم غذایی بسیار سالم از میوه ها و سبزیجات تازه روی آوریم که بدن بتواند از محیط اسیدی خارج شود و با ایجاد یک محیط بسیار خوب از رشد سرطان جلوگیری کند. در واقع اسیدی بودن بیش از حّد بدن یک عامل اساسی در پدید آمدن بسیاری از بیماری های دیگر نیز میباشد مانند دیابت، آرتریت، فیبرومیالژی. تعادل و بالانس زمین زیستی یک اصل

اساسی در نزد پزشکان طب طبیعی مدرن است که باید در سرلوحه و مشق روزانه ما جای گیرد و پس از آن است که همه چیز را میتوان به حالت عادی برگرداند. مصرف دارو و یا مکمل های تجارتی برای بدنی که بسیار اسیدی است مانند این را میماند که شستن ظروف را در یک مخزن آب کثیف انجام دهیم, حتی چنانچه اگر از صابون به مقدار بیش از نیاز نیز استفاده کنیم همچنان نمیتوانیم ظروف تمیزی داشته باشیم. اسیدی شدن خون زمانی آغاز میشود که مواد اسیدی بدن وارد خون شده و در رگها رها گردد و در این حالت است که موازنهٔ قلیایی خون دستخوش تغییرات شده و پایین خواهد آمد و گردش خون بطور طبیعی همهٔ دیگر اعضاء سالم بدن را نیز درگیر این مسئله خواهد نمود و با گذشت زمان به تمامی سلولها رخنه خواهد کرد و باعث

اسیدی و سمّی شدن آنها خواهد شد که در نتیجه منجر به کاهش سطح اکسیژن سلولی و آسیب رسیدن به آنزیم های تنفسی و خواهد گردید. با گذشت زمان, موقعیت اسیدی سلولهای سالم افزایش خواهد یافت و برخی از آنها خواهند مرد. این سلولهای مرده نیز خود به خود به اسید و سّم تبدیل میشوند. با این حال برخی از این سلولهاای اسیدی شده ممکن است در آن محیط خود را وفق دهند و به عبارت دیگر به جای مرگ همچنان به عنوان سلول های طبیعی ضعیف و نیمه زنده در محیط اسیدی انجام وظیفه کنند و بعضی از سلول های دیگر نیز ممکن است که از تبدیل شدن به سلولهای غیر طبیعی از خود مقاومت بسیار نشان دهند. سلولهای غیر طبیعی سلول های بدخیم و تومور نامیده میشوند. سلولهای بدخیم ازعملکرد مغز و همچنین از کُد حافظه پیروی نمیکنند, بنابراین سلولهای بدخیم بطور

نامحدود و بدون منظور و کنترل رشد میکنند, اینها سلولهای سرطانی هستند. همانطور که توصیف کردم, می بینید که فرایند سطوح پایین اکسیژن به نوبه خود برخی از سلول ها را سرطانی مینماید, آب قلیایی و از جمله آب در سلولها به مقدار کافی اکسیژن دارد, در آب اسیدی مقدار اکسیژن بسیار کم است. بنابراین سلول های اسیدی چون اکسیژن کمتری دارند با استفاده از ایجاد اسید لاکتیک و تغییرات در خود, به ساخت و ساز سلول های غیر طبیعی می پردازند که این فرایند تخمیری با تولید انرژی متقابلاً به افزایش بیشتر اسیدیته و کاهش سطح اکسیژن در بدن می انجامد, جنس سموم اسیدی هستند. اگر خون بیش از حّد اسیدی باشد سموم داخل سلول ها نمیتوانند خود را آزاد و وارد جریان گردش خون نمایند و از بدن خارج شوند.

بنابراین سلول ها نیز نمی توانند و قادر نخواهند بود خود را سم زدایی کنند. تجمع این سموم در سلول ها در نتیجهٔ اسیدی بودن محیط سلولی و کمبود اکسیژن در سلولها است که میتوانند سریعآ سرطانی شوند. بطور کلی ظهور بیماریهای ناشی از تغییرات سلولی بعلت رسوبات زباله های اسیدی در درون بدن میباشد. هنگامی که ما به دنیا می آییم دارای بهترین و بالاترین غلظت مواد معدنی قلیایی و همچنین تعادل و میزان پی اچ در بدن هستیم. از آن به بعد روند طبیعی زندگی این است که به تدریج اسیدی میشویم و به همین دلیل است که بیماریهای ناشی از تغییرات سلولی زمانی که جوان هستیم خود را بسیار کمتر نشان میدهند.

ازدیاد و طولانی کردن عمر نیاز به دو مرحله جداگانه دارد. تصفیّهٔ طبیعی و تصفیهٔ فیزیکی.

اولین قدم باید در جهت کاهش زیادی اسید بدن باشد بطوری که بتوانیم مواد اسیدی در خون و مایعات سلولی را بطور طبیعی و بدون صدمه زدن به اعضاء از بدن تصفیه و خارج سازیم. گام دوم خارج ساختن زباله های ذخیره شده قدیمی در شبکه های خونی به طورطبیعی - فیزیکی است که باید از بدن تخلیه شود, روند معکوس سازی سلولهای سرطان با روش قلیائی سابقه ای طولانی دارد و این یکی از تدابیر و استراتژی های اساسی در مبارزه با سرطان برای بهبود سلامت محسوب میشود. در واقع هر بیمار سرطانی سطوح پی اچ پایینی دارد, چنانکه قبلاً نیز یادآور شدم در سطح پی اچ پایین, بدن اسیدی

خواهد بود و شروع به ذخیره سازی مواد سمی در
سلولها خواهد نمود و از سطح اکسیژن سلولی کاسته
خواهد شد که هر دو آنها رکن اساسی برای توسعه
سرطان می باشند, هنگامی که سلولهای سرطانی
شروع به رشد می کنند و تکثیر میشوند, تولید
اسیدشان نیز بیشتر و زیادتر میشود و در این زمان
انجام بالا بردن سطح پی اچ را بسیار دشوار میسازد
بویژه هنگامی که سرطان مرحلهٔ پیشرفت را آغاز
کرده باشد. هنگامی که شروع به افزایش میزان پی
اچ در بدن میکنیم, سلولهای ما متوجه تفاوتی در خود
میشوند و شروع به فعالیت نموده و به پاکسازی و
تخلیهٔ برخی از سموم خود میپردازند و آنها را در
مسیر جریان خون قرار میدهند و از آنها خلاصی می
یابند. سموم اسیدی هستند و سلول ها وقتی آنها را
آزاد می سازند که خون بیش از حد اسیدی نباشد
چون خون باید در یک محدوده پی اچ خنثی ,جریان

داشته باشد. زمانی که سلولها اقدام به پاکسازی خود از سموم ذخیره شدۀ شان میکنند, سطح چی اچ شان دوباره تغییر خواهد کرد و این فرایند سم زدایی میتواند ماه ها طول بکشد. علاوه بر این، دلیل دیگرش این است که حیات سلول های سرطانی نیازمند انرژی است و بدین جهت اسید لاکتیک تولید می کنند, این اسید لازمۀ ایجاد محصول جانبی دیگری است که تولید انرژی مورد نیاز زندگی سلول های سرطانی را بعهده دارد. به دلیل این عوامل, جهت عادی نمودن محیط پی اچ بدن ما نیاز به یک زمان طولانی داریم و مراحل پیشرفت سلامتی را در بدن خود کم کم حس خواهیم کرد. در جهت پیدا کردن ایده و راهکاری که از چه طریقی میشود سطح پی اچ بدن را افزایش داد که بهترین و مؤثرتر باشد و در کمترین زمان بتواند سرطان را مهار کند من به فورمولهایی در تست های

انجام شده ام دست یافتم که نتیجهٔ آن بسیار جالب توجه بود و نسبت به فورمولهای گیاهی متداول, در تست های فورمولی نمرات بسیار بالایی دارند. یکی از بهترین متعادل کننده های پی اچ بدن, فورمولی است گیاهی و کلیدی که علاوه بر بالانس سطح پی اچ در یک محیط اسیدی, برای کاهش التهابات بدن و درد در هنگام مبارزه با سرطان نیز تأثیر بسیار توانایی دارد و همچنین در مبارزه با بیماری های خونی و تنفسی نیز از قدرت زیادی بر خوردار است. عناصر ترکیبی در این فورمول خاص بسیار با دقت و با محاسبهٔ مقادیر آن پس از بارها تست و آزمایش تهیه شده است که باعث میشود کار درمان به خوبی پیشرفت نماید. علاوه بر این دارای مزایای اضافی بیشمار دیگری است که بیمار سرطانی در حین مصرف عملکرد آن را بخوبی حس خواهد کرد.

اسید هیدروکلریک

قبل از سال 1930 دو شخصیّت بزرگ, دکتر والترگای و دکتر فرگوسن از طریق استفادۀ از اسید هیدروکلریک برای درمان بیماری های سرطانی کارهایی انجام دادند و دریافتند که پی اچ را تا حدودی میتوانند متعادل کنند. جهت شکسته شدن پروتئین ها, بودن اسید کلریدریک در معده لازم است و با افزایش سن تولید آن کاهش می یابد. تقریبا بودنش در هر وعدۀ خوردنی نیز مورد نیاز است و معدۀ بدون اسید کامل به معنای داشتن هضم ضعیف و ناقص میباشد. بنا بر این تنها اسید سالم در بدن اسید هیدروکلریک است. معمولاً ناراحتی های سوء هاضمه تقریبا از کمبود اندازۀ کافی اسید هیدروکلریک در معده است چرا که کمبود آن باعث

تخمیر زباله های اسیدی در معده میشود و به جای استفاده از آنتی اسیدها بهتر است که اسید معده را تقویت کنیم به نحوی که زباله های اسیدی تولید نشوند، البته باستثناء زخم معده که مقولهٔ دیگریست.

در گزارشی تحقیقی مشخص شده بود که چگونه عدم اسید هیدروکلریک ممکن است به سرطان منجر شود. به این جهت که قربانیان سرطان همیشه دارای دی اکسید کربن و اسید لاکتیک بالا میباشند. بنابر این قطعاً نیاز بیشتری به یک منبع اسید هیدروکلریک در بدن خواهد بود، در بیماران مبتلا به سرطان، هنگامی که مقدار کمی از اسید هیدروکلریک به بافت های اعضاء چه به رگها و یا ماهیچه ها برسد آن وقت عمل پاکسازی زباله های اسیدی سمّی از بدن از طریق کانال های لنفاوی افزایش مییابد و از بین رفتن گازکربنیک سلولی باعث برگشت پی اچ طبیعی و تغییرات بافتی برعلیه بیماری خواهد بود.

همچنین من اعتقاد دارم که این عمل, سیستم ایمنی را نیز تقویت و باعث افزایش توانایی سلولهای قرمز برای انتقال اکسیژن میگردد و در بهبود عمل گوارش و عملکرد دیگر اعضاء بدن کمک مؤثری نموده و تعادل را بهمراه خواهد داشت همانطورکه قبلاً اشاره کردم روشهای درمانی رایج فعلی در سطح جهان نتوانسته کارآمدی خود را پس از ده ها سال تجربه نشان دهد و بجز چند استثناء در میلیونها مورد, جز اتلاف وقت و هزینه سنگین بهمراه مرگ برای بیمار ارمغان دیگری نداشته است.

استراتژی سرطان شماره 3

ریتین به اضمحلال سرطان کمک میکند

ازدیاد متیل گلیوکسال در واحدهای سلولی, عمل ترمز در پیشرفت بیماری سرطان را انجام میدهد. بدن انسان عوامل سازنده ای را در جهت تصفیه و پاکسازی مواد سمّی در سلول ها ایجاد میکند که یکی از آنها سیستم گلیوکسالز هست و تولید ریتین را بعهده دارددکتر آلبرت زنت جیورجی برنده جایزه نوبل پزشکی در سال 1937 و کاشف ویتامین ث و ایزوفلاوون و ویتامین پ, در تحقیقات و بررسیهای خود موفق به انجام دادن و شکستن سلول های سرطانی با موفقیت و شگفتی بسیار گردید. در سال 1963 یک مقالهٔ قابل توجه و بسیار ارزشمند ایشان در زمینهٔ پژوهش و تحقیق در زمینهٔ سرطان, در مجله

ای منتشر شد و در آن دکتر آلبرت زنت جیورجی دو
مادهٔ مهم را مشخص کرد, یکی به نام ریتین که مهار
رشد سرطان را انجام میدهد و دیگری به نام پرومین
که به ترویج و رشد سریع تر سلولهای سرطانی کمک
میکند. ایشان توضیح دادند که این مولکولها بسیار
کوچک هستند و در کنترل تقسیم سلولی بسیار قوی
عمل میکنند. موفقیّت تحقیقات ایشان با استفاده از
تومور یک موش کوچک و با افزودن نسبت ریتین به
پرومین با تزریق روزانهٔ ریتین به دست آمد. گرچه
بعداً محققان دیگری نیز به نتایج مشابهی دست
یافتند که در آن هیچ گونه عوارض جانبی مضر یا
سمّی گزارش نشده بود. در ضمن به جهت بیشتر
آهسته تر کردن و توقف بیشتر رشد سلولهای
سرطانی, میتوان ریتین را با کربونیل نیز ترکیب کرد.
ریتین در ترکیب یا متیل گلیوکسال رشد سلولهای

سرطانی را متوقف میکند بدون آنکه سلول های سالم را مسموم بسازد. هنگامی که ریتین در غلظت و باندازه کافی در اختیار سلول قرار گیرد, تکرار و رشد سلولهای سرطانی متوقف میشود در حالی که در همان زمان فرایندهای سلول های حیاتی نیز شروع به رشد و تکثیر مینمایند. ایشان ادامه میدهند که در جریان تحقیق فهمیدیم که اگر بدلایلی یک سلول سرطانی نمیتواند رشد کند خود به خود می میرد و از بین میرود, به گفته محققان, ریتین معمولا توسط بدن تولید میشود و تا زمانی که وجود دارد مانع از رشد سلول های سرطانی میگردد, اما بدن زمانی نیز میتواند توانایی خود را نسبت به تولید این ماده حیاتی از دست بدهد. بطور خلاصه میشود گفت که ریتین قدرت تقسیم شدن سلولهای سرطانی را از بین میبرد و این سلولها را به حالت استراحت باز میگرداند. متیل گلیوکسال دارای ساختمانی غیر سمّی هست که در

سلولها معمولاً یافت میشود و فعالیّت ضد سرطانی اش قابل توجه است.

یکی دیگر از شناخته شده گان آن دوره و برنده جایزه نوبل, دکتر ویلیام کخ بود که در مورد این موضوع با روش های مختلف کار کرده بودند و دکتر آلبرت زنت جیورجی که از کار ایشان آگاهی کامل داشتند در جائی متذکر شدند که محقق بسیار فهیم جناب دکتر ویلیام کخ نیز در سالهای پیش به همین نتیجه در مورد ریتین و امکان جلوگیری کردن آن از تنظیم تقسیم سلولی سرطان رسیده بودند. روش انرژی کخ که توسط دکتر ویلیام کخ طراحی شده بود شامل راه حلهایی از طریق انرژی گیاهی است که بیشتر از 60 سال است که در جهت مبارزه با سرطان و سایر بیماریها مورد استفاده قرار میگیرد. یکی از عملکردهای اصلی مکمل های انرژی دکتر کخ, انرژی

ناشی از طریق مولکول های گلیوکسال میباشد که حدوداً سی درصد تا چهل درصد موارد نیاز بدن را تأمین می نماید و آن این است که بدن را تحریک میکند برای تعمیر آنزیم های تنفسی آسیب دیده در داخل سلول. همانطور که قبلاً یادآور شدم آنزیم های تنفسی آسیب دیده یکی ازعلل اساسی بیماری سرطان است, همچنین این راهکار مهم در جهت مبارزه با بیماری سرطان که تحریک بدن را برای تولید متیل گلیوکسال بعهده دارد, موجب توّقف تکثیر سلولهای سرکش و کنترل نشده ای میشود که مشخصاّ ایجاد سلول های سرطانی را سبب میشوند. این دکتر کخ بود که با نظریه و روش درمانی خود توانست در ابتدا با تحریک مکانیسم اکسیداتیو سلولی در جهت بازسازی تنفس اکسیژنی در میان سلولهایی که باعث تولید سلولهای سرطانی میشد موَفق شود سطح بهبودی دی ان اِ در تمام سلولهای بدن را باعث

شود, یعنی باز گرداندن توانایی و قدرت سلول برای استفاده از اکسیژن در جهت تولید انرژی اساسی و لازم بر طبق نظریه دکتر واربورگ که چگونه میتوان از بیماریهای سرطان جلوگیری کرد. دکتر کخ از این راه حل های خود در درمان بیماریهای سرطان, آلرژی ها, فلج اطفال و بیماری های عفونی با موفقیت استفاده کرد. ایشان مطمئن بودند که روشش را میشود در برابر عوامل بیماریزا نیز استفاده کرد چرا که افزایش اکسیداسیون, امریست که عوامل بیماری زا و باعث بیماری در سلولها را از بین خواهد برد. اگر شما بیاد داشته باشید قبلاً نوشتم که متیلگلیوکسال سرعت شدید تکثیر غیر طبیعی سلولهای سرطانی را متوقف میکند, سلولهای سرطانی ای که تکثیر آنها به سرعت و بصورت ضربدر و تقسیم در یکدیگر ادامه میابد و نیز به مراتب چندین بار عملشان سریع تر از

سلول های طبیعی میباشد. بنا براین طبق کشف دکتر آلبرت زنت جیورجی , زمانی که سلولهای سرطانی در محیطی قابل کنترل قرار گیرند نمیتوانند تکثیر شوند و در نتیجه می میرند و البته به معنای دیگر, این گفته مطابقت دارد با همان اصل دکتر کخ که انرژی باعث عدم تکرار سلولهای سرطانی میشود و ضمن اینکه در همان زمان تعمیر آنزیم های تنفسی در سلول ها شروع میشود, ممانعت از گسترش سرطان و کمک به کم کردن سرعت رشد و یا حتی کشتن سلول های سرطانی نیز به انجام میرسد. روش انرژی دکتر کخ شامل انرژی ای از طیف گسترده ای از فرمول های گیاهان بخصوصی میباشد که باعث تحریک بیشتر بدن نسبت به ایجاد متیلگلیوسکال در سلولها میگردد. همانطور که قبلا در مورد تست مکملها توضیح دادم, فورمولهای انرژی گیاهی دکتر کخ در جهت مبارزه با سرطان بسیار با قدرت و با امتیاز بالایی عمل میکنند.

دکتر کخ و دکتر زنت جیورجی دارای 2 روش مختلف با زمینهٔ مشابه جهت آماده نمودن بدن نسبت به ساخت طبیعی متیلگلیوکسال در بدن بودند. همچنین محققان دیگری مانند دکتر گرینبرگ نیز نشان دادند و تأیید کردند که به طور قابل توجهی رشد تومور در موش های مبتلا به سرطان خون از طریق این روشها مهار شده است. انجام مهار و جلوگیری از تنفس و تولید انرژی میتوکندری تنها در بافت ها و سلولهای بدخیم سرطانی مشاهده شد و نه تنها هیچ تاثیر منفی ای بر بافت ها و سلولهای عادی و طبیعی نداشت بلکه باروری سلول های سالم جدید را مضاعف نمود. این مطالعات ثابت کرده اند که روشهای فوق میتواند یک عامل قوی ضد سرطان باشد که در برابر سلولهای سرطانی بخوبی عمل میکند در حالی که به سلول های سالم آسیب نمیرساند. در اواخر سالهای 1990 یک

گروه از پزشکان دانشگاه در هندوستان روشهای فوق را در درجهٔ ضعیف تر و با احتیاط بسیار فقط در یک گروه از مرحله 4 بیماران مبتلا به سرطان پیشرفته تست نمودند. از 19 نفر بیماری که این تست و مطالعهٔ 25 هفته ای را بطور کامل انجام دادند, پس از اتمام دوره درمان 11 نفر در سلامت کامل بودند, 5 نفر با بهبودی نسبی به مرحله دوم درمان راه یافتند و تنها 3 نفر فوت کردند. قابل ذکر است که بیماران انتخاب شده در مرحله ی پایانی عمرشان بودند. در جهت مبارزه با سرطان پیشرفته, در واقع مطالعه و آزمایشی که این پزشکان انجام دادند و همچنین نتایج مثبت آن بسیار قابل توّجه است. نتایج حاصله با قدرت نشان میدهد که این فرمول و روش به مراتب بیشتر از دیگر راههای رایج درمان در سطح جهان در برابر سرطان موّفق است. این مطالعات و روشها در طول سالها با همان نتایج مثبت در نقاطی از جهان

ادامه داشته و پیگیری میشود.

استراتژی سرطان شماره 4

روشها و فورمولهای دقیق برای نابودی سلولهای سرطانی

این استراتژی برخی از قوی ترین فورمول های نابود کنندۀ سلولهای سرطانی را تحت پوشش قرار میدهد که بطور کامل برای سلولهای سالم بی خطر هستند و منحصراً جدید و استثنایی میباشند, بنابر این ممکن است که بعضی از اطباء و متخصصین در مورد آن چیزی ندانند. هنگامی که ازشیمی درمانی و اشعه درمانی برای کشتن سلول های سرطانی استفاده میشود سلولهای سالم نیز در این فرایند سریعتر از سلولهای سرطانی آسیب می بینند, در واقع این عملی است که صدمۀ آن به اعضاء سالم بیشتر از صدمه ای

است که قرار است به سلولهای سرطانی وارد شود,
توّجه من بیشتر برروی فورمولهای مکمل های طبیعی
ای است که با کشتن سلولهای سرطانی حدّاقل یک
کار خوب را به انجام برسانند و آسیبی مضاعف در
بدن ایجاد ننمایند. شما ممکن است این سئوال در
ذهنتان باشد و به پرسید چرا اگر یک فورمول گیاهی
سالم و طبیعی قادر به کشتن سلول های سرطانی
است پس چطور جامعهٔ پزشکان آنرا پیشنهاد نمیکنند.
در این مورد پاسخ ساده است. آنها به احتمال زیاد
نمیدانند و این فورمول ها و طریقهٔ استفاده از آن را
نمی شناسند, و اگر هم بدانند تمایلی نشان نمیدهند
و از روش های توصیه شدهٔ جاری خود استفاده میکنند
و بیشتر این به دلیل همین ماهیّت است که پزشکان
استفاده ازصنعت مواد دارویی ای را پیروی می کنند
که مورد قبول تشکیلات درمانی واقع گردیده که
اساساً از هزینه و درآمدهای صدها میلیون دلاری

برخوردار است. این تشکیلات و فرایند آن در همه جا در جهان جریان دارد. از آنجا که این هزینه ها بسیار بالا است و سود سرشاری نیز دارد, شرکت های سازندهٔ مواد دارویی تنها به ساخت داروهایی می پردازند که میتوانند آنها را به ثبت برسانند و به این ترتیب آنها قادر هستند که محصولاتشان را برای فروش و بدون رقابت در بازارهای جهان عرضه نمایند. این داروها متاسفانه از جنس شیمیایی و سمّی هستند و عوارض های جانبی در بدن ایجاد میکنند که منجر به تغییرات اساسی در بدن میشود و این تغییرات سمّی در بدن عامل وعلت مرگ اشخاص بیمار در همهٔ نقاط جهان است. بلحاظ انحصارات, از آنجا که هزینه و راههای گرفتن جواز و ثبت برای فورمول های دارویی بسیار سخت و دشوار است، لذا هیچکدام از شرکتهای سازندهٔ فورمولهای گیاهی

طبیعی هرگز قادر به دریافت جواز و ثبت فورمول های خود بعلت وجود انحصارات دارویی و ممانعت آنها نخواهند بود مگر زمانی که مردم دنیا خودعاقل شده و استفاده از انحصارات دارویی را کنار بگذارند, علاوه بر همهٔ این موارد, تحریم ومنفی بافی و فشارهای انحصارات دارویی و شرکاء بر روشهای طبیعی درمانی روز به روز افزونتر و بیشتر میشود که بجز ورشکستگی مالی برای فعالین خیرخواه روشهای طبیعی درمانی و مرگ بیشتر برای افراد بیمار و نیازمند ثمر دیگری بجز انباشتن سود انبوه برای انحصارات دارویی نخواهد داشت.

در نتیجه می بینیم که پزشکان, مکملهای داروهای گیاهی را به عنوان راه حّلی در کمک به درمان مورد تایید قرارنمی دهند و بسیاری از آنان حتی آنها را نمی شناسند و طریقهٔ درمان با آنرا نمی دانند. عملکرد

جامعهٔ متخصصین داروهای گیاهی در مقابل سیستم ناکارآمد پزشکی جاری در جهان در جهت مقابله با انواع بیماری ها, بسیار پیشرفته تر بنظر میرسد. یکی ازنمونه هایش فقط مبارزه با سرطان با استفاده از مکمل های قدرتمند گیاهی است در مقابله با روش درمان با شیمی درمانی و یا اشعه درمانی. عملی که در آن از داروهای شیمیایی استفاده نمیشود و بدن مجدداً شیمیایی نشده و ضعیف تر نمیگردد. هنگامی که با سرطان مبارزه میکنیم همیشه در انتظار احتمال بیشتری برای موفقیت و رسیدن به سلامت کامل هستیم اگرچه آن را از طُرق مختلف انجام داده باشیم. برخی ازبیمارن با استفاده از یک یا دو محصول گیاهی توانسته اند مبارزه با سرطان را بهبود بخشند و موفق شوند و بعضی دیگر نیز در مراحل پیشرفته تر سرطان, احتیاج به مقدار زیادتر و زمان نسبتاً بیشتری

دارند. بعنوان مثال مطالعات نشان داده که اغلب بیماران سرطانی ای که پزشکان شان از ادامه درمانشان ناامید شده بودند و آنها را به خانه هایشان فرستاده بودند از طریق استفاده از مکملهای ضد سرطان توانستند توانایی سلامتی شان را بهبود بخشند و ازمرگ رهایی یابند. خانه فرستاده شده گان اغلب افرادی بودند که درمرحلهٔ آخر بیماری سرطان قرار داشتند. در طول مطالعات, ملاحظه شد که بسیاری از این بیماران از انوع درمانهای بیمارستانی کمال استفاده را نمودند. بطور مثال به یک بیمار مبتلا به سرطان ریه گفته شده بود به خانه برود و به اموراتش برسد. او رفت و درمان خود را شخصاً بعهده گرفت و با کمک یک دکتر طب طبیعی پس از گذشت سه ماه احساس بسیار بهتری داشت, بنا براین نزد انکولوژیست خود رفت تا مورد معاینه مجدد قرار گیرد. پیشنهاد انکولوژیست این بود که او

به اندازه کافی قوی شده که بتواند تحت شیمی درمانی و پرتو درمانی مجدد قرار گیرد بنا بر این با موافقت پزشک هر دو روش فوق را باضافه روش طبیعی درمانی مورد استفاده قرار داد و به بهبودی کامل رسید. در صورت استفادهٔ بجا و به موقع از پژوهش های موجود مورد بحث به منظور جلوگیری از بیماری و افزایش طول عمر, ما قادر هستیم و میتوانیم سال هایی به عمرمان اضافه کنیم و زندگی بیشتری به سالهای عمرمان بیفزایم, تنها راه برای تغییر مسیر زندگی و سلامت ما این است که مسئولیت پاکیزگی و بهداشت بدن خود را که تنها سرمایهٔ اصلی ماست و سرنوشت ما در گِرو آن است را خود بعهده گیریم. بسیاری از کارشناسان بهداشت میگویند آنچه را که ما در حال حاضر داریم و انجام میدهیم سیستم مراقبت از اشخاص بیمار است, که منظور آن انجام

مراقبت های بهداشتی است نه پیشگیری, باید خودمان مطلع باشیم و با انجام دادن هرکاری که برای جلوگیری از بیماری کمک کننده باشد استفاده کنیم, مانند خوردن و مصرف مواد خوراکی ای که میتواند شامل متعادل کننده پی اچ بدن باشد باضافهٔ مکملهای حیاتی دیگری که بدن را درتعادل مناسب قرار دهد, فورمول مکمل های اصیلی را که کارشناسان زبده و عالیقدر بهداشت و درمان تهیه نموده اند و شما میتوانید در اختیار داشته باشید. ما احتیاج داریم که از نظر منطقی و علمی, سن و سال خود را از چهره مان تشخیص دهیم و درک کنیم که مثلاً سلامت ما در چه سن وسالی قرار دارد. آیا عقب تر از سن واقعی خود هستیم؟ آیا همچنان جلوتر از سن واقعی در حرکتیم؟ آیا میتوانیم دو برابر عمر پدر بزرگ زندگی کنیم؟ طبیعتاً در 20 سالگی, ما چهره ای متفاوت از زمان 40 سالگی خود داریم و همچنین

متفاوت تر در 60 سالگی, ما همچنین میدانیم که در طی گذشت زمان مقدار زیادی از سلولهای ما کم کم سرعت دوباره سازی خود را نسبت به گذشته و زمان 20 سالگی از دست خواهند داد.

تعداد زیادی از پروژه های تحقیقاتی برای چندین دهه در بسیاری از کشورها در حال انجام است و طی سالها بسیاری از مطالعات بالینی بطور پراکنده انجام شده و نتایج آنها بچاپ رسیده است. همچنین نتایج تست های آزمایشگاهی ای درمورد مبارزه با سرطان و بیماریها و یا پیری زودرس موجود است که به مسئله مردان در سالهای آندروپوز در اطراف 40 سالگی و یا به مسئلۀ یائسگی زنان می پردازد. مقدار این اطلاعات آنقدر زیاد است که میتواند زندگی بدنی ما را تغییر دهد بطوری که تصورش در ذهن فعلی ما نمی گنجد. زیادی حجم اطلاعات آنچنان است که

افراد محقق حرفه ای و کار آمد نیز قادر به ردیف و مرتب کردن همه آنچه را که گفته شده است نیستند. اطلاعات علمی هر از چند سال چندین برابر میشود. بزرگترین مشکل ما این است که ما ابتکارعمل جهت ایجاد تغییرات و تبدیل اطلاعات قدیمی به اطلاعات نوین را نداریم.

بسیاری از ما هر سال برای سفرهای تفریحی, اتومبیل های جدید, مبلمان جدید هزاران دلار هزینه میکنیم ولی هیچوقت به این فکر نمی کنیم که محصولات و مکملهای علمی طبیعی میتوانند ساعت بیولوژیکی بدن ما را مورد بازسازی قرار دهد که بموجب آن ادامهٔ حیات سلولی سبب گسترش سلول سازی گردد و سلامت که بزرگترین سرمایه و دارایی ما است را تأمین نماید, معاوضه چند صد دلار پول با داروهای ارتقاء دهنده سلامت به نظر میرسد بهترین سرمایه

گذاری ممکن برای زندگی و ارتقاء طول عمر با سلامتی بیشتر باشد.

اکثر مردم دنیا پول و اموال را از مالکیت سلامت جانشان بیشتر دوست دارند و برای سلامتشان کاری انجام نمیدهند و صبر میکنند تا سنشان بطور خزنده و آهسته وار اضافه شود و یا صبر میکنند تا مریض شوند و سپس به پزشک به جهت گرفتن نسخهٔ مواد دارویی و یا عمل جراحی مراجعه کنند که طبیعتآ مراجعهٔ دیرهنگام عواقب وخیمی خواهد داشت. به یاد داشته باشیم که اگر در 80 سالگی 50 ساله بنظر آییم طبیعتاً دارای بدنی سالم خواهیم بود که ما را تا 110 سالگی و یا بیشتر همراهی خواهد کرد. هزینه پیشگیری بسیار ارزان تر از هزینهٔ درمان بیماری خواهد بود, پس سعی کنیم با تلاش و ایجاد آگاهی و چند تغییر در روش ذهنی خود, به خوبی از بدن خود

حمایت نماییم.

استراتژی سرطان شماره 5

طول عمر و سلول های سرطانی

کار و عمل بر روی فورمول و مواد تشکیل دهندۀ بعضی از انواع مکملها برای بدن در جهت طولانی تر نمودن عمر انسان به صدها سال سابقه و مطالعات برمیگردد. به همین دلیل بعضی از محققین درمان را با موجوداتی مانند کرم ها و مگس و میوه ها آزمایش نمودند که درهمۀ آنها نتایج مشابه و یکسان بدست آمد و طول عمر اضافی مشهود شد, طول عمری که به طور متوسط بیست درصد تا چهل درصد اضافه شده بود. پس از آن بود که آزمایش را درموش که 95 درصد آن شبیه انسان است مورد تست قرار دادند که در نتیجه ازدیاد طول عمر و عدم ابتلاء به

بیماری مشاهده گردید. ما میتوانیم از همهٔ اطلاعات گفته شده بنحو شایسته استفاده کنیم و ضمن داشتن و ازدیاد طول عمرمان از شرّ بیماریها که موجب هلاکت میشود خود را رها نماییم تا زمانی که فرصت باقی است که درغیراینصورت هزینه سنگینی بنام مرگ و نابودی غیر قابل برگشت در انتظار بدن ما خواهد بود. در تمام موارد هر شخصی مسئول افزایش طول عمر و یا کاهش آن در بدن خود است نه مسئولین مراقبت های بهداشتی که زندگی شما مال شما و سلامتی شما از آن شما است. بسیاری از ما وقت نداریم و نمیتوانیم 10 سال و یا 20 سال صبر کنیم تا در مورد امید و آرزوی زندگی خود و سلامتمان تصمیم بگیریم. پیرشدن شواهدی است قوی مانند اکسیداسیون بیولوژیکی. تغییرات سلولی و همچنین پیدایش بیماریهای زودرس و روند پیری که کنترل

بدن را در اختیار میگیرد. نرخ سن همهٔ افراد نسبت به هم متفاوت است که آن بستگی به نوع خوراکی, استرس و عوامل دیگر دارد که میتواند قابل کنترل باشد. پیغام خوب نوشته هایم این است که به شما توضیح میدهد که چرا باید شیوه زندگی سالم را افزایش دهیم و یا سبب طولانی تر شدن سلامتی و طول عمرمان شویم, ما میتوانیم هر کاری را در این مورد با ایجاد چند تغییر در هر زمان انجام دهیم. ما در مورد همهٔ چیزهای غلط و لوازم بد زندگی نگران هستیم, ما اتومبیلی را میخریم که دارای ایمنی قوی باشد, از کمربند ایمنی و کلاه ایمنی غافل نیستیم, دزد گیر و یا هشدار دهنده دود نصب می کنیم, در مسافرت علاقمند به استفاده از وسائل راحتی و ایمنی هستیم و بسیار راحت هم برای آنها پول هزینه میکنیم, چرا, چون که می خواهیم احساس امنیت داشته باشیم, امّا برای جان خود از بهداشت مجانی و درجهٔ سه

استفاده میکنیم, با این حال بجز تعداد کمی از مردم که در حوادث رانندگی کشته میشوند بقیهٔ مردم بر اثر بیماری و یا کهولت و پیری تدریجی و بدتر شدن روند بهداشت و درمان عمومی ازبین می روند وعموم افراد هیچ کار و چیز جلوگیری کننده ای در مورد آن انجام نمیدهند. اغلب ارائه دهندگان مراقبت های بهداشتی در جهان بیش از حّد سرشان شلوغ است و به راهنمایی بیماران نمی پردازند. به عنوان مثال، تعداد کمی از مردم میدانند که آب استخرهای شنا باید برای اندازهٔ قلیایی و اسیدی بررسی شود, یک تحقیق در آمریکا نشان داد که اکثر مردم هرگز نشنیده اند که بدن نیز باید در این مورد بررسی شود و این از استخر شنا هم مهم تر است که بسیاری از ناراحتی ها و بیماری ها از جمله معده ی بیش از حد اسیدی, استرس, خستگی, افسردگی, دیابت, بیماری

های عروقی و همچنین سرطان نیز از همین مسئله می
تواند ناشی شود. در ابتدا ما باید از خودمان شروع
کرده و پیشرفت در پیشگیری از بیماریهای مزمن را
تمرین کنیم و پس از آن باید یک برنامه مداوم برای
جلوگیری از بیماریها داشته باشیم که در این امر
متخصصین طب طبیعی میتوانند یاور ما باشند و کمک
نمایند. سالیانه پرداخت هزار دلار یا کمتر بابت هزینهٔ
جلوگیری از بیمار شدن, یک رقم بسیار جزیی است
نسبت به بیمار بودن و زمان از دست رفته در محل
کار, یا اقامت در بیمارستان و داشتن حملات قلبی و یا
سرطان که میتواند دهها هزار دلار یا بیشتر هزینه در
بر داشته باشد باضافهٔ عدم اطمینان از بهبودی و
سلامت و یا خطر مرگ. قهوه, نوشیدنی مورد علاقه
اغلب مردم است و به خاطر داشته باشید که محققان
علم نوتریشن در مورد آن چه میگویند. چاپ مقاله ای
از دکتر بروس امز, متخصص برجستهٔ بیوشیمی که در

امور سرطان و پیری فعالیت دارند به این مورد اشاره میکند که یک فنجان قهوه به اندازهٔ تمام مقدار آفت کش هایی که در اغلب رژیم های خوراکی یافت میشود حاوی مواد سمی کارسینوژنیک میباشد که این گفته بر خلاف مقالات و توصیهٔ اغلب دست اندرکاران طب تجارتی و آگهی های ریز و درشت صاحبان صنعت قهوه مبنی بر استفاده داشتن و بی ضرر بودن آن است. این ماده واسطه ای است در تغییر و تحّول سلولی و ایجاد سلولهای سرطانی پس از بوجود آوردن تغییرات عمده در متابولیسم واحدهای سلولی ای که آماده گی پذیرش آن را دارند.

کارسینوژنیک

کارسینوژن در بعضی از گیاهان به وفور یافت میشود

و درجهٔ سمّی آن در زمان استفاده ممکن است خود را نشان ندهد ولی تأثیر آن عمقی و در واحد های سلولی است. مقدار زیادی از اطلاعات نفیس و ارزشمند در دسترس وجود دارد که متأسفانه به دلایلی در اختیار عموم قرار نمیگیرد و از دسترسی آسان بدور است و در مدارس مربوطه نیز تدریس نمیشود, لذا این بسیار طبیعی است که همگان و یا پزشکان آنرا ندانند و از این منظر آن را قبول نداشته و یا توصیه نکنند. اگر شما در این حرفه نیستید و نمیتوانید بسیاری از تحقیق های موجود را بررسی و مطالعه کنید و یا مورد آنالایز قرار دهید که نیازمند ساعت ها و روزها و یا سالها وقت است, لذا میتوانید از مشورت با متخصصین طب طبیعی مدرن و استفاده از محصولات طبیعی مدرن و با اهمیت, کمال استفاده را بنمایید که برای جلوگیری از بسیاری مشکلات و بیماری های مزمن رایج کمک ارزنده و حیاتی ای

خواهد بود. چند سال پیش مجله تایم مقاله ای چاپ نمود که نوشتهٔ پزشکی بود که متأسف بود از این که کلیّهٔ محصولات مکملهای طبیعی مضر هستند و باید جمع آوری شوند و یا قبل از مصرف, بیمارانشان از ایشان سئوال نمایند که البته سئوال نمودن کار پسندیده ایست و مورد تأیید همه پزشکان علوم طبیعی است ولی مشکل اینجاست که ایشان دانشی در مورد مکملهای طبیعی نوین ندارند و سبب گمراهی مراجعین شان و همچنین تطویل دوره درمانی آنها خواهند شد, ایشان که از دانشکده پزشکی رایج فارغ التحصیل شده اند میدانند که هیچ مبحث و درسی در دانشکده های پزشکی در مورد محصولات مکمهای طبیعی آموزش داده نمیشود, همچنین افزایش فروش مکمل های طبیعی در جهان دوباره ثابت نمود که عموم مردم نمیتوانند در دراز

مدت تحت گمراهی قرار گیرند. این قدرت تشخیص مردم است و پشتیبانی اکثریت مردان و زنان از استفاده از مکمل های طبیعی نمیتواند اشتباه باشد. من احترام زیادی برای پزشکان قائلم که به عنوان خدمتگزاران سلامتی در ارائه خدمات عالی بیمارستانی برای موارد اورژانس, سکته قلبی و مغزی, جراحی و پیوند اعضاء, سوختگی و زمینه های دیگر پزشکی فعالیت دارند, با این حال آنها باید تشخیص دهند که در بسیاری از موارد و با هزینهٔ بسیار کمتر, مصرف داروهای نوین طبیعی که بدون هیچگونه عوارض جانبی است برای بیماریهای عفونی و مزمن بمراتب برتر و بهتر از مواد دارویی شیمیایی است. علاوه بر آن در حفظ و تأمین سلامتی و پیشگیری از بیماریهای آینده در اشخاص نیز کمک شایانی مینماید و به طور کلی, کاهش زمان انتظار برای درمان نیز از مواهب و نتایج آن میباشد, همچنین باید اضافه کنم

که مصرف بخش بزرگی از بودجهٔ مراقبت های

بهداشتی حاد در کشورها و بار و خدمات اضافهٔ

پزشکان و بیمارستان ها نیز تقلیل خواهد یافت و

بیمارستان ها میتوانند نیمه خالی شوند. سعی در

جلوگیری از بیماری های مزمن را باید هدف قرار

دهیم. بطور مثال خانمی میانسال که در حدود 6 سال,

بخاطر بیماری روده و خونریزی توأم با اسهال و درد

در رنج و ناراحتی بود و نیز بسیار وزن از دست داده و

لاغر و نحیف شده بود میگفت که تشخیص داده اند

که سرانجام بیماری سرطان من, مرگ خواهد بود. در

مراجعه ایشان به من جهت مشورت و درمان, با تغییر

رژیم غذایی و عادت های زندگی و استفاده از چند

مکمل طبیعی صحیح, طی مدت کوتاهی به سلامت

کامل دست یافتند. در گروه کپک اکراتوکسیا اِ بی

سی یا شمارهٔ یک دو سه آن سمّی وجود دارد که در

اغلب غلات و شراب و همچنین قهوه یافت میشود، در این شخص، عامل اصلی بیماریشان بود. جای تعجبی نیست که بسیاری از مردم در جهان با خوردن گندم سّمی و یا گندم صنعتی، بیمار هستند و هیچ هشدار وعمل بازدارنده ای درمورد آن نیز انجام نمیشود. این نشان میدهد که منافع تجارت بر امر دانش و صّحت و سلامتی پیشی گرفته است، با این حال بسیاری از متخصصان طب طبیعی و محقق و تولید کنندگان دانش سلامتی، همچنان راهکارهای نوین طول عمر در بهداشت و درمان را مورد استفاده قرار میدهند.

مکمل هایی موجودند که میتوانند سلامت و طول عمرمان را برای سالهای زیادی بهبود بخشند ولی متأسفانه، بسیاری از این فورمولها توسط گروه های منافع خاص مسدود وغیر قابل ارائه شده است.

کارنوزین، آمینو اسیدی است طبیعی وعملش در بدن این است که سلول های قدیمی و پیر را به سلولهای

سالم و قوی تبدیل میکند, قبلاً دانشمندان فکر میکردند که سلولهای قدیمی قادر به جوان شدن نیستند تا اینکه کارنوزین مورد مطالعه قرار گرفت و مشخص شد که میتواند در بدن دارای عملکردهای زیادی باشد از جمله از آسیب های سلولی جلوگیری کند و به عنوان یکی از عوامل حیاتی و پاک کنندهٔ بدن, عملکرد سلول را بهبود بخشد و سموم را از بدن خارج نماید. همچنین علاوه بر جلوگیری از گلیکوزیلاسیون و قند در بدن, برای دیابت, آب مروارید, بیماریهای اعصاب, ناراحتی های پوستی و نارسایی کلیوی نیز میتواند مفید باشد. خواص ضد پیری آن نیز از پیری زودرس بدن جلوگیری کرده و میتواند در ازدیاد طول عمر تأثیر گذار باشد. گزارشات زیادی در خصوص عملکرد این ماده در اغلب بیماران وجود دارد که آنها به سادگی جوانتر از

قبل بنظر می آیند ضمن اینکه کمتر و یا اصلاً بیمار نمیشوند. در سالهای پیش, دانشمندان روسی پس از طی آزمایش این ماده بر روی پستانداران کوچک متوجه شدند که طول عمر آنها 20 درصد افزایش یافته است. معمولاً عضله ها به طور طبیعی در افراد مسن کاهش مییابد, دانشمندان روسی مشاهده کردند که توسط این ماده, انرژی کامل ماهیچه برگردانده شده است. این نوع از آزمایشات توسط بعضی دیگر از محققین نیز تأیید شد که کارنوزین افزایش قدرت و استقامت درعضلات و ماهیچه را بهبود می بخشد. خلاصۀ مطالعات انجام شده روی این ماده نشانگر بهبودی قابل توجهی در سلامت فیزیولوژیکی, رفتار مغز, حفظ ظاهر جوان و همچنین ازدیاد طول عمر بوده است. ما میدانیم که افراد با اندام متناسب و درست, عمر طولانی تری نسبت به افراد فربه و چاق دارند, افرادی که در معرض یک

لیست طولانی از بیماری ها از جمله بیماری های قلبی وعروقی و سرطان هستند. طبق آمار 68 درصد از تمام مرگ ها ناشی از آنچه می خوریم و چقدر می خوریم و چه می نوشیم هستند. هنگامی که مولکول های پروتئین و قند در بدن با هم ادغام میشوند منجر به از دست دادن عملکرد درست ژنهای ضعیف سلول ها میگردند و این گلیکاسیون پروتئینی دائمی در بدن در پاره ای از موارد منجر به تشکیل آب مروارید, دیابت, آرترواسکلروز و ورم مفاصل و دیگر بیماری های شایع در مراحل بعدی زندگی خواهد بود. از دیگر کشفیات ضدعارضۀ پیری و تطویل عمر انسان, اسید لیپوئیک بود که دکتر لستر رید در سال 1950 مورد آزمایش های انسانی قرار داد که بسیار عملی ارزنده و چشمگیر بود و همچنین نشان داد که این اسید پایدارترین پایین آورندۀ قند خون است. این

کشف نیز مانند بسیاری از اکتشافات دیگر مشمول مرور زمان شد و فراموش گردید. زمان و مدت بسیار طولانی ای نیاز داریم تا اینکه مردم کم کم درک کنند و باور کنند و بتوانند یاد بگیرند که چگونه از مواهب موارد اکتشاف بهره مند شوند. بدلیل حجم زیاد بیش از حد این پیشرفت ها و اطلاعات, بسیاری از متخصصان بهداشت نمی توانند آنها را جذب و آمادهٔ استفاده نمایند و اگر در این مورد کسانی نیز یافت شوند مورد بی مهری شرکتهای دارویی و شرکاء قرار خواهند گرفت و این مسئله ممکن است خاطرات زمان های دور را در شما زنده کند که همهٔ کتابهای مربوط به علوم و دانش را می سوزاندند چون یک کتاب بیشتر نیاز نبود که بماند, کما اینکه در کشورهای انگلیسی زبان استفاده از کلمه شفاء در محاوره با بیماران مجاز نیست و متخصصین طب طبیعی بایستی از کلمه معالجه - تریتمنت و یا تریت

استفاده کنند که چنانچه میدانید شفاء به معنی سلامت کامل و شکست بیماریست و معالجه به معنی اقدام و چاره جویی است که سلامت و یا عدم سلامت را در معنی خود دارد.

انواع چای سبز

پلی فنول های استخراج شده از انواع چای سبز و چای سیاه, دارای عملکرد متعدد فیزیولوژیکی در بدن است. این عصاره ها حاوی تعدادی از پلی فنول های مختلف از جمله - ای جی سی جی - ای سی جی - ای سی - میباشند, برای داشتن مزایای مساوی این عصاره چای با یک کپسول مکمل, باید ده ها فنجان از انواع چای سبز را در روز نوشید. بدون شک انواع چای یکی از قدیمی ترین و گسترده ترین گیاه نوشیدنی طبیعی

بر روی کرهٔ زمین است. مطالعات نشان داده است که -1. آنتی اکسیدان است. - 2. ممکن است از پوسیدگی دندان جلوگیری کند. - 3. گرایش و فعالیت ضد پلاکت دارد که رفع عامل خطر برای بیماری عروق کرونر قلب است. - 4. در کاهش کلسترول می تواند عاملی باشد. - 5. در مطالعات, بارها و بارها کاهش میزان بروز انواع سرطان ها را نشان داده است. - 6. تحقیقات متعدد در کشورهای چین و ژاپن, اثرات ضد ویروسی آن را بر روی ویروس آنفولانزا و بیماری ایدز گزارش نمودند. - 7. به طور گسترده در مشکلات سلامتی مانند اسهال، مسمومیت غذایی و دیگر موارد استفاده میشود. فورمول مکملی وجود دارد که حاوی دهها عنصر حیاتی باضافه پولیفنولز است که مصرف این مکمل میتواند نقش فعالی در گسترش طول عمر و بهبود تحرک وعملکرد حافظه و زندگی بهتر را داشته باشد, البته با تحریک و تولید

انتقال دهنده های عصبی سراتونین, دوپامین و نورآدرنالین و یا نوره پینفرین دوپامین و نورآدرنالین مواد ضروری برای بافت مغز است که برای هوشیاری, تفکر, عملکرد شناخت صحیح مانند حافظه و تصمیم گیری, میل جنسی, خلق و خوی, قدرت, هماهنگی, جنبش و تحرک و خیلی چیزهای دیگر خوراک مناسبی است.

با توجه به نقش کلیدی دیگرش در روند خنثی سازی پیری و تنظیم و ترمیم سلولها, افراد مسن به خصوص میتوانند از آنتی اکسیدان قوی آن سود ببرند. علم مدرن پزشکی نشان داده است که رادیکال های آزاد در توسعه اختلالات در سلول های سیستم اعصاب نقش اساسی دارند مانند بیماری پارکینسون و این مکمل از بیماریهایی جلوگیری میکند که با سن و پیری مرتبط خواهد بود و به دلیل انرژی مضاعفی که ایجاد

میکند پتانسیل و اثر مثبت قابل توجهی در رفع سندرم خستگی مزمن, اسکلروز متعدد خواهد داشت و در ایجاد ایمنی بدن رکن اساسی ایفاء مینماید. محدود کردن کالری دریافتی به معنی کاهش وزن و کاهش قند خون نیز میتواند تلقی شود. این تغییر ساده در سوخت و ساز بدن پیامدهای عمده ای را برای پیشگیری از سرطان, دیابت, تصلب شرایین و جلوگیری از فروپاشی عصبی از جمله آلزایمر و پارکینسون بوجود می آورد. محدود کردن کالری دریافتی بدن از سی درصد تا پنجاه درصد, بیش از 70 سال است که مورد مطالعه قرار گرفته است و مقداربسیار کمی از نتایج اینگونه از مطالعات توسط دولت ها و متخصصین مراقبت های بهداشتی به عموم منتقل میشود, بنا بر این مردم بخاطر نداشتن اطلاعات درست تغذیه ای, راه معکوس را بر می گزینند که در نتیجه هر سال بیشتر دچار اضافه وزن

میشوند. در حال حاضر طبق آمار شصت وهفت درصد از مردم آمریکا اضافه وزن دارند که پیش بینی میشود در چند سال آینده به بیش از هشتاد درصد ترقی نماید.

ما یک راه طولانی جهت رسیدن به تغذیهٔ بهتر در آمریکای شمالی, اروپا, استرالیا و یا در نقاط دیگر جهان داریم. غذای ما در حال حاضر هشتاد درصد اسیدي و بیست درصد قلیایی است که عامل بسیاری از ناراحتی ها و بیماری است. در حال حاضر راههای دیگری نیز در اطراف ما برای جلوگیری از عدم موازنه این دو عنصر در بدن وجود دارد و مسئولیت انتخاب هر آنچه گفته شد نیز برعهده خود شما است. یکی از شعارهای بهداشتی من اینست که سال های بیشتری را به زندگی خود بیفزاییم و یا زندگی بیشتری را به سالهای عمرمان اضافه کنیم. البته مرگ همیشه در دو

قدمی ما وجود دارد ولی زندگی طولانی توآم با سلامت, خود هنر است. عموماً از سن 20 سالگی به بعد زایش مجدد سلولها در بدن شروع به کم کردن سرعت خود میکند و این بلافاصله قابل مشاهده است. ما میتوانیم با دیدن اشخاص بگوییم که آیا این فرد 25 و 35 و یا 60 سال عمر دارد و یا 15 ساله بنظر می رسد. ما میدانیم که افراد مسن تر از حدود 90 سال و در موارد نادر بیشتر از 100 سال کمتر یافت میشوند, اگر چه علاقهٔ مردم بیشتر در جهت داشتن عمر توأم با سلامتی برای مدتی طولانی است. بعلت پراکندگی اطلاعات در جهان, متخصصان بهداشت تمامی آخرین اطلاعات را که در دسترس است به خوبی جمع آوری و نگه داری نمی کنند, در واقع بسیاری از کشفیّات در بخش سلامت و بهداشت که در 50 سال اخیر و یا پیشتر نهادینه شده بودند در حال حاضر مورد استفاده قرار نمیگیرند. بسیار طول

میکشد و زمان لازم است که یک متخصص اقدام به جمع آوری تمام اکتشافات در دهه های گذشته وقرون کند ضمن آنکه مطالعه و ارزشیابی توأم با آنالایز آنچه جمع آوری کرده نیز نیاز به زمان و وقت بسیار دارد و من تصّور میکنم که این کتاب را که مطالعه میکنید شاید یکی از آن منابع باشد, در هر صورت, اگرشما چنین شخصی را یافتید حتماً از اطلاعاتش در مورد بهبود سلامت تان بهره مند شوید.

استراتژی سرطان شماره 6

سیستم ایمنی و سرطان - بخش اول

بعضی مواقع مردم با اطمینان خاطر میگویند که در

سلامت کامل هستند و لازم نیست که نگران باشند, آیا واقعاً این گفته ها عاقلانه است, یعنی آنها آنقدر صبر خواهند کرد تا بیماری ها وعلائم آنها در بدنشان پدید آید, آیا آنها از جمله کسانی نیستند که نمی خواهند مسئولیت سلامت آینده شان را بعهده بگیرند, زنان و مردانی که روند پیری و شکستگی عضلات و تغییرات پوستی را هنگامی که وارد سنین 40 سالگی میشوند شوخی می پندارند و معمولاً در مورد آن توجهی از خود نشان نمیدهند. در این زمان و سنین, گر چه کمی دیر بنظر می آید ولی زمانی است که آنها باید بطور جدی بدن خود را برای سالهای بعد آماده کنند و از مکملهای طول عمر در جهت آیندۀ سلامتشان خوب استفاده نمایند.

اگر معتقدیم که سلامتی ما بزرگترین دارایی ما است نبایستی هزاران دلار برای سفرها و تعطیلات، اتومبیل

و مبلمان و سایر موارد نظیر آن هزینه کنیم در حالی که برای صرف چند صد دلارهزینهٔ مکملهای تولید کننده سلامتی که میتواند در بهبود طول عمر و کیفیت زندگی ما نقش اساسی داشته باشد خود را در مضیقه قرار دهیم, چیزی که بیش از هر چیز دیگری منجر به تولید شادی میشود یعنی سلامت و پیشگیری از بیماری و هزینه های درمانی سنگین و یا بیکاری در زمان بیماری بعلاوه درد و رنجی که به ما و خانواده ما وارد میشود. به همین دلیل دانشمندان صدها سال است که به انجام مطالعات درامور ازدیاد طول عمر در انسان می پردازند که موارد مطالعه و آزمایش اکثراً بر روی جاندارن با عمر کوتاه بوده است, مثلاً مواد تشکیل دهندهٔ مکملهای طول عمر که کرم ها و مگس ها از آن تغذیه شده بودند سبب سلامت و طول عمر زیادی برایشان گردید. همچنین مواد

مکملهای طول عمر در پستانداران کوچک نیز توانست ضمن کاهش در بروز بیماری, بیست درصد تا چهل درصد به طول عمر اضافه کند و این شگفت انگیز خواهد بود اگر مردم عادی نیز بتوانند با ازدیاد فقط ده درصد طول عمر خویش با سلامت کامل زندگی کنند. این زندگی شماست و سلامت شما در گِرُو اهداف و خواستن خودتان است, هر شخصی و یا خود شما, مسئول بهداشت بدن خود هستید نه مسئولین بهداشت دولتی و یا خصوصی. ما باید خوردن خوراکیهای سالم را بهمراه مکملهای مورد نیاز به جهت رسیدن به هدفمان که سالم ماندن است تا آخرین روز زندگی ادامه دهیم و تنها از مکملهایی استفاده کنیم که نیاز بدن پیر ما را بتواند بر طرف کند, ما میتوانیم این کار را خیلی آسان انجام دهیم اگر خودمان را به سلاح اطلاعات بهداشتی از طریق ارتباط با متفکران علوم طبیعی مجهز کنیم که در نتیجه

میتوانیم با تغذیه مناسب, نداشتن استرس و استفاده
از مکملهایی که تأثیرش ثابت شده است روند پیری
را کاهش و قابل کنترل نماییم. همانطور که قبلاً در
سطور پیشین و قسمت های گذشته در مورد
ارزشیابی مکملها توضیح دادم و یادآور شدم, منظور
مکملهای تجارتی و بازرگانی نیست که در مغازه ها و یا
در اینترنت و همچنین در آگهی های تجارتی فقط
جهت سودآوری عرضه میشوند و در بدن با ایجاد
مزاحمت و رسوبات, تولید کلسیفیکشن میکنند. نابود
کننده های بیماریهای سرطان, مکملهای طبیعی ویژه
ای هستند که با فورمولهای نادر خود سرطان را از بین
می برند وعملشان عمقی و ریشه ای است بنحوی که
در بطن اصلی سلولهای سرطانی وارد عمل میشوند و
تمرکز ریشه های سرطان را مورد هدف قرار
میدهند و در عین حال نیز به تقویت سیستم ایمنی

بدن می پردازند.

سیستم ایمنی و سرطان – بخش دوم

مواد شیمیایی و سرطان

تجمع بیش از حد مواد سمّی باعث ایجاد بیماریها از جمله بیماری سرطان میشود وکاهش اضافه بار سمیً بدن موجب از بین رفتن وحدت و حیات سلولهای سرطان خواهد بودیک سیستم دفاعی قوی همیشه در پی شکار و کشتن سلولهای سرطانی است و برعکس آن این میتواند باشد که در محیط ضعیف سیستم ایمنی بدن, بیماری سرطان ممکن است که به تکامل رسدچندین واقعیت در مورد ارتباط سیستم ایمنی بدن با بیماری سرطان وجود دارد. در تمام طول عمر, سیستم ایمنی بدن ما با موفقیت امر مبارزه با سلولهای سرطانی و کشتن آنها را بعهده دارد و این

کار وقفه ناپزیر است و در واقع عملی است طبیعی از
سوی بدن برعلیه میکربها و ویروسها. اما در زمان
رشد و تکامل سلولهای سرطانی و ویروس ها, بدن در
حالت ضعف و فرسوده گی قرار دارد و قادر به کشتن
سلولهای سرطانی با سرعت و دقت به همان اندازه
ای که آنها به طور معمول توسعه می یابند نیستند, در
حقیقت این مرحله زمانی اتفاق خواهد افتاد که ما در
آن زمان در معرض مواد سمی ای قرار گرفته بودیم
که میتواند شامل خیلی از چیزهای مضر که در
زندگیمان وجود دارد باشد از جمله مانند اشعه و مواد
شیمیایی که سبب افزایش میزان رشد غیر متعارف
سلولهای سرطانی در سطحی وسیعتر میگردد و
سیستم ایمنی بدن ما نمیتواند آنرا کنترل و اداره کند.
در هر صورت، این بسیار حیاتی خواهد بود که به
تقویت سیستم ایمنی بدن در نبرد خود در برابر

بیماری سرطان به پردازیم مخصوصاَ اگر در حال انجام درمان های پزشکی هستیم.

بیشترانکولوژیست های برجسته, معتقدند که سرطان توسط سموم محیط زندگی ایجاد میشود ضمن اینکه کسان دیگری نیز معتقد هستند که مسائلی از قبیل قارچ, ویروس, ژنتیک, وغیره دخالت دارند. به هر حال تغییرات عمده در جهان و ورود ده ها هزار از انواع مواد شیمیایی و فضولات کارخانه ای به محیط زیست توانسته است منجر به ازدیاد و انفجار بیماریهای سرطان خیلی بیشتر از صد سال گذشته باشد, مواد شیمیایی ای که ما هرگز قبلاً در معرض آنها نبوده ایم و بدن ما نمیداند که چگونه و چطور مسئولیت رسیدگی به این موارد را بعهده بگیرد. ارتباط بین مواد شیمیایی سمّی و سرطان امری آشکار است و غیر قابل انکار و اینکه ما توسط آنها احاطه

شده ایم نیز واضح تر بنظر می آید. نتیجتاً باید عملی انجام داد تا از ادامهٔ فعالیت کارخانجات تولید کننده سم در هوا و محیط زیست جلوگیری شود. کره زمین متعلق به همهٔ مردم و موجودات زمینی است نه از آن چند سرمایه دار خصوصی و موُسسات دولتی که منافعشان در بین خودشان تقسیم میشود و سمّشان در بدن مردم.

در حال حاضر مقررات ویژه و اندکی درجهان وجود دارد که آن نیز کم مورد پیگیری و دنبال واقع میشود و این به معنای پایمال کردن حقوق سلامتی بدن مردم و توسعهٔ سرطان و بیماریهاست بدون ایجاد دفاع لازم در بدن انسان که اگر صنایع و دولتها کنترل بسیار اندکشان را نیز دریغ کنند متأسّفانه وضعیت از این نیز بدتر خواهد شد. از سوی دیگر, شرکت های بیوتکنولوژی نیز با شدّت, استفاده از مواد خوراکی

اصلاح شدۀ ژنتیکی خود را ترویج میکنند که در برگیرندۀ سود های هنگفت مالی برای آنهاست که متأسفانه, با استفاده از مواد خوراکی اصلاح شده ژنتیکی, مشکلات سلامتی متعددی در مردم بوجود میآید. در سالهای اخیر حتی دانشمندانی در اف دی اِ - که سازمان نظارت بر مواد دارویی و خوراکی کشور آمریکا میباشد, عمل شرکتهای بیوتکنولوژی را تأیید نکردند.

تاکنون هر مطالعۀ و تحقیق مستقلی که در رابطه با خوردن و آشامیدن خوراکیهای ژنتیک تغییر داده شده ارائه شده است مشکلات عمده ای را نیز نشان داده است که در آن رشد غیر طبیعی سلولهای بدن در بالای لیست بوده و این جای تعجبی هم ندارد.

بیشترین نگرانی اینست که استفاده از محصولات و خوراکیهای تبدیل شده ژنیتکی میتواند انتقال دهندۀ

باکتری های آن در ارگان های داخلی بدن شود و مروجین آن نیز مانند واسطه های این امر هستند. تبدیل دائمی ژن دانه های گیاهی در دراز مدت آثار ناگواری بر جای خواهد گذاشت که صدمات انسانی آن قابل جبران نخواهد بود و دانشمندان بر این باورند که این ممکن است اثرات بهداشتی غیر قابل پیش بینی ای از جمله رشد سلول های پیش سرطانی را نیز در بر داشته باشد, ضمن آنکه نتایج مطالعات در امور خوراک و علوفهٔ حیوانات نیز تذکرهای یاد شده در سطور بالا را مورد تأیید قرار داده است. شیر گاو از نژاد گاوهای درمان و اصلاح شده دارای مقدار بسیار زیادی از هورمونها از جمله ای جی اف - میباشد که یکی از بیشترین عوامل خطر مرتبط با سرطان پستان و سرطان پروستات میباشد. در مورد آلرژی از دانه های سویا نیز آمار بسیار وخیم تر است

و در اروپا از مرز پنجاه درصد عبور نموده که مقداری از سویا, وارداتی بوده است. مواد خوراکی مورد نیاز روزانه ما لازم نیست که دارای برچسب تغییرات ژنتیکی باشد. تنها راه درانتخاب مواد خوراکی خوردنی اینست که ژنتیکی اصلاح شده نباشند. خوردن مواد خوراکی ارگانیک اگر واقعاً ارگانیک اصیل باشد میتواند مقدار مواد شیمیایی در بدن را کاهش دهد.

انواع سموم در بدن

هنگامی که درمان از طریق شیمی درمانی برای مبارزه با سرطان صورت میگیرد بدن انواع مختلفی از رسوب های سمی را درخود نگهداری میکند که باید به آنها رسیدگی شود. اول درجهٔ سمّیت و بیش از حدّ اسیدی سلولهاست که ناشی از رساندن مواد سمی به سلولها از طریق خون است و دوم درجهٔ ناتوانی سلولها

نسبت به دفع سموم از خود خواهد بود. در مرحلهٔ
بعدی رفع رسوبات فلزات سنگین و مسمومّیت های
شیمیایی باقیمانده از سالهای پیش در بدن خواهد
بود, قرار گرفتن در معرض فلزات سنگین بسیار
سمّی و مواد شیمیایی که در بسیاری از محیط های
زندگیمان وجود داشته و دارد مانند نقره, سرب,
جیوه و بسیاری از واکسن ها و داروها و دیگر سموم
که به راحتی در بدن ما وارد شده و میشوند, بطور
مثال ماهی های بزرگ بیشترین سطح جیوه را دارا
هستند. افزایش سطوح فلزات سنگین در بدن انسان,
اخلال در سیستم ایمنی بدن وارد میکند و امر مبارزه با
سرطان را کاهش می بخشد, همینطور تجمع مواد
سمی در روده بزرگ که ناشی از مواد خوراکی هضم
نشده است و منجر به سخت شدن ماده مدفوع در
روده بزرگ خواهد بود. نتیجهٔ حاصله مختل شدن

جذب مواد مغذی خواهد بود و در این زمان است که بدن جذب سموم موجود در روده ها را بانجام میرساند. این عملکرد سبب نارسایی ثابت در سیستم ایمنی بدن میشود و بار بیشتری بر روی سیستم های سم زدای بدن ایجاد میکند. تمیز کردن رودهٔ بزرگ هر از چندی در جهت داشتن سلامت باید در برنامه سلامتی بدن گنجانده شود.

منابع دیگر سموم

قرار گرفتن در معرض سموم و مواد شیمیایی ممکن است که آلودگی به بیماری سرطان را افزایش دهد و ما نیاز به حذف و یا محدود کردن قرار گرفتن خود در معرض مواد شیمیایی موجود در محیط زندگی هستیم, به عنوان مثال فرش و اثاثیه یا دیوار خانه, فرشهای معروف به پشم پلاستیکی و یا دیوارهای

حاوی پشم شیشه و فایبر گلاس و لوازم بازی کودکان و بسیاری از دیگر محصولات ساخته شده از مواد شیمیایی که طی گذشت سالها و رسیدن به مرز کهنگی بیشتر از همیشه گازهای سمّی تولید میکنند. در جهت مبارزه با بیماریهای مزمن توصیه میکنم که اگر می خواهیم با بیماری سرطان بدن خود مبارزه کنیم باید این اقدامات را انجام دهیم.

باید تمام فرشهای شیمیایی دور انداخته شود, دیوارهای داخلی خانه و ملزومات آنها باید نوسازی و جایگزین گردد و همچنین کارهای اساسی دیگری که بنظر درست خواهد بود باید انجام شود. یک راه حل قاطع تر که بتوانیم کمتر تنفس هوای آلوده و شیمییایی داشته باشیم استفاده از وسایل و دستگاههای پاک کننده و تصفییه هوا و آب است که میتواند کمک کننده باشد. استفاده از تکنولوژیهای

پیشرفتهٔ تصفیه و فیلتر در این زمینه میتواند راهگشای خوبی باشد. اغلب مواد تشکیل دهندهٔ اقلام و لوازم مراقبتهای شخصی مانند شامپو, صابون, لوازم آرایش و یا لوسیون پوست, حاوی مواد شیمیایی هستند که به سیستم ایمنی بدن صدمه وارد میآورد, در جهت مراقبت بیشتر و کاهش مواد شیمییایی در بدن باید سعی شود مواد طبیعی و خالص مورد استفاده قرار گیرد, تا بتوان ضعف سیستم ایمنی بدن را بهبود بخشیده و در جهت مبارزه با سرطان قدمی برداشته شود.چنانکه قبلاً یادآور شدم تجمّع سموم در بدن, اکسیژن گیری سلول ها را کاهش میدهد و آسیب مواد سمّی به سلول باعث جهش سلول میشود. کلید محافظت از سلول ها مطمئنآ مقدار زیادی از خوراکیهای اصیل و مکملهای حاوی آنتی اکسیدان خواهند بود, مکملهایی که تجارتی نباشند ضمن اینکه باید نوشیدن آب کلردار و یا دوش

گرفتن در آن را متوقف کنیم و تجمّع سموم در بدن خود را از طریق سالم و بطور طبیعی با مشورت و راهنمایی های متخصصین طب طبیعی خارج سازیم و این را نیز بیاد داشته باشیم که نمیتوانیم خودسرانه و فقط با مطالعه این نوشته خوددرمان شویم و یا از نتایج دوستان و فامیل بطور ناقص و مجانی پیروی کنیم که ثمرات خطرناکی را در بر خواهد داشت بلحاظ اینکه بیماریها بیشمارند و انسان ها بیشمار و شباهتهای ظاهری نیز گول زننده خواهد بود, بخاطر چند دلار صرفه جویی جان خود را تسلیم خطر و صرفه جویی نکنیم, چنانکه بارها دیده ایم و شنیده ایم که افراد پولدوست خیلی زودتر از دیگر همسالان و هم موقعیتهای خود تسلیم بیماری و مرگ شده اند, انجام عمل سم زدایی را در استراتژی شمارۀ 9 بطور کامل تشریح خواهم کرد و در این سطور بطور مختصر و

متفاوت تر به آن خواهم پرداخت.

من انجام سم زدایی بدن را به سه طریق مهم خلاصه
و گروه بندی میکنم که باید انجام شود, مانند سم
زدایی از رگهای خونی, سم زدایی از سموم روده و در
مقطع کلی تر سم زدایی از کل بدن که آن شامل سم
زدایی از فلزات سنگینی است که در وجود ما انبار
شده است. برخی از این مقاطع حاوی منافع بسیار
برای اعضاء دیگر بدن نیز خواهد بود و هر ماده سم
زدا بیشتر از یک راهکار خواهد داشت. همچنین بیاد
داشته باشیم که رساندن سطح قلیایی بدن درحدّ نیاز
و نرمال در مرحلۀ اول و قبل از شروع سم زدایی
بسیار مهم است. مکملهای بسیار با ارزشی وجود
دارند که عمل سم زدایی و حمایت از اندام های سم
زدا را براحتی و آسان به انجام می رسانند.

سیستم ایمنی و سرطان - بخش سوم

خارج نمودن سلولهای سرطانی و مرده از بدن

نگرانی دیگری که بایستی داشته باشیم این است که مطمئن شویم آیا به اندازه کافی برای از بین بردن بیماری سرطان خود خوب عمل کرده ایم؟ و یا از تجارب و دانش متخصصین طب طبیعی موفق در این امر در جهت شانس موفقیت خود استفاده برده ایم؟ در جهت بررسی و تعیین مکمل های مبارز با سرطان و آنهایی که بیشتر مؤثر هستند، آنها را در معرض تست انرژی قرار میدهیم که در صورت داشتن امتیاز بالا تر به آنها لقب بهتری در امر درمانی خواهیم داد و این مؤثرترین راه برای مشخص نمودن است که کدام مکمل به احتمال زیاد بهترین استفاده را خواهد داشت. تجربه نشان داده است که این کار بسیار بهتر

از حدس و گمان است که مثلاً چه کاری خوب است که انجام شود و یا آن روش را انجام بدهیم یا نه و یا چیزی که نتیجه اش از قبل منفی خواهد بود.

امیدواری من در این است که مردم بتوانند به موقع آگاه گردند و از این نوع خدمات بهره مند شوند قبل از آنکه دیر شده باشد که در واقع نتایج زندگی و حیات واقعی تغییر خواهد کرد و هدر دادن پول و زمان و یا بدتر از همه مرگ خیلی آسان و ساده قابل دسترسی خواهد بود چنانچه اگر از روشهای تکراری و شیمیایی بیمورد و مکملهای تجارتی استفاده و مصرف شود, منظور آن روشها و مکملهای بظاهر دارای عناوین پسندیده ای هستند که حقیقتاً نتایج منفی آنها بارها ثابت شده است. این تست ها و توصیه ها این کمک را خواهد کرد که تعیین کند چه روشی و چه مکملی بسیار خوب است که مورد استفاده قرار گیرد.

سیستم ایمنی بدن با استفاده از زمانی که بدن در التهاب قرار دارد, بقایای سلولهای سرطانی کشته شده را از بدن خارج می سازد, آن سلولهایی که توسط ارگانهای سیستم ایمنی بدن و یا توسط مکملهای گیاهی و اسانسها و یا با اعمال شیمی درمانی از بین رفته اند. وقتی که ما تعداد زیادی از سلول های سرطانی را سریع از بین میبریم, توده سلولهای مردهٔ آن در بدن ایجاد التهاب می کند و سیستم ایمنی بدن با استفادهٔ بجا از موقعیّت ایجاد شدهٔ التهاب در بدن, بدن را از توده سلول های مرده و مزاحم پاکسازی مینماید, توده و تومور جایی است که بسیاری از سلول های سرطانی مرده در آن وجود دارند. التهاب بدن میتواند باعث درد و یا اختلال در عملکرد اعضاء شود و بستگی به جایی دارد که تومور در آن واقع است. مثلاً تورم در مغز, گلو و یا در استخوان به احتمال زیاد

باعث برخی از انواع درد و اختلال در عملکرد آن عضو میشود که در این حالت نیاز به استفاده از محصولات و مکملهایی دیگری است که باعث شود که مردهٔ سلول های سرطانی ای که قبلاً به شکل طبیعی از بین رفته اند سریعاً از بدن تخلیه گردند. تقریباً ده ها سال است که مردم جهان به دنبال راهکاری هستند که بر بیماریهای سرطان و ایدز و دیگر بیماریهای مزمن غلبه یابند و تصورشان این است که شاید روزی این مهم انجام شود, ولی نمیدانند که در حال حاضر و هم اکنون مکملهای گیاهی ای با فورمولهای خاص وجود دارند که سبب بهبودی و نجات بسیاری از مردم از شرّ سرطان و دیگر بیماریها در کوتاهترین زمان شده است و چنانچه قبلاً گفتم, بلحاظ مشکلات اداری و عدم حمایت سیستم های متداول بهداشتی, ثبت دولتی این فورمولها در کشورها بسیار مشکل گردیده است و به این لحاظ, طبیعی است که مردم

آشنایی چندانی با فورمولهای این نوع از مکملها نداشته باشند. مکملهای مورد بحث در این بخش به دو گروه تقسیم میشوند. اولین گروه شامل مکملهای سرکوبگر و مبارز با سلولهای سرطانی بطور عمقی و ریشه ای است که همچنین تقویت کنندهٔ سیستم ایمنی بدن خواهد بود و گروه دوم مکملها به طور عمده به مبارزه ی کلی با سرطان می پردازد ولی نه به طور عمقی بلکه با ایجاد خفگی در سلولهای سرطانی که در نهایت سبب مرگ آنها به طور طبیعی خواهد شد. در این مرحله از زمان تورّمی از سلولهای مرده به وجود خواهد آمد که عمدتاً باعث درد و اختلال در عملکرد اعضاء خواهد شد و نتیجۀ آن التهابی شدن بدن خواهد بود. آخرین حرکت و اقدام مکملهای گروه دوم عمل دفع طبیعی سلولهای توده مرده از بدن است که به انجام خواهند رساند.

طراحی مواد تشکیل دهندهٔ این مکملها سبب ایجاد سه عمل قدرتمندی خواهد شد که به امر بهبودی و یا پیشگیری از سرطان و سرطان در حال توسعه کمک خواهد کرد و به شرح ذیل است.

1- تنظیم حرارت, رطوبت و پاک کردن تراکم سموم در بدن.

2- بهبود گردش خون در مویرگ ها.

3- تحویل مواد مغذی قوی به سلولها و تقویت سیستم ایمنی.

این یک فرمول طراحی شدهٔ جامع برای چالش های عمدهٔ سیستم ایمنی در مقابل سرطان است و به ساده گی حفظ قدرت سیستم ایمنی بدن را در طول سال به عهده خواهد داشت. نفوذ و ارائه تحویل مستقیم مواد مغذی به بافت ها از طریق مسیرهای

سلولی سلولهای ناتوان و ضعیف و بازسازی سلولها و زایش آنها از دیگر خدمات این فورمولهای انحصاری خواهد بود, از آنجا که تقویت کننده سیستم ایمنی بدن است و نیرویی ضد التهابی و ضد تورمی دارد میتواند در زمانی که باید تورم سرطان مهار شود مورد استفاده قرار گیرد. ضمناً برای اشخاصی که مبتلا به بیماری کلیوی پیشرفته هستند از مکملهای مناسب دیگری استفاده میشود, با این حال در استفاده کننده گان از شیمی درمانی و یا در زمینه های مشابه دیده شده است که نیروی ایمنی بدن را تا حدّ زیادی بهبود بخشیده است. طراحی مواد تشکیل دهندهٔ مکملهای مذکور و کارآیی شان نه فقط در مورد بیماریهای سرطان و تقویت تمامی اعمال سیستم ایمنی, بلکه برای دیگر بیماریها نیز عملکرد بیش از حدّ تصور داشته است, مواردی از جمله سرماخوردگی,

بیماریهای عفونی, ویروسی, قارچی و از نوع باکتریها.
همچنین در التهاب مزمن از همه نوع مانند آرتروز,
التهاب تاندون, آماس اندامهای مفصلی, سردرد و یا
در باز سازی صدمات ورزشی, نقاط ضعف گردش
خون, اندام و دست وپای سرد, درجه حرارت پایین
بدن, ضعف و کمبود انرژی.

فرمول مکمل بعدی ترکیبی از یک مواد معدنی
کمیاب و بسیار ویژه با ساختاری از آب است که با
فورمول مکملهای قبلی قدری متفاوت میباشد و تولید
کننده انرژی است, دارای ساختمانی متشکل از خالص
ترین مواد گیاهی خوراکی از بستر دریا میباشد که
تولید آن سالها طول کشید و یک سوپر اکسیر معدنی
است که به تعمیر جریان الکتریستهٔ سیستم اعصاب
پرداخته و ضمن ایجاد هماهنگی لازم در بدن, در باز
سازی عملکرد سلولی و به طور کلی عملکرد بدن

نقش اساسی ایفا میکند. هنگامی که تعادل عصارهٔ مواد خوراکی معدنی در بدن ما وجود ندارد لذا بدن بدرستی کار نمیکند و ممکن است که اختلالات عمده ای در بدن بوجود آید. این موضوعی است که پزشکان با استفاده از غلظت مواد معدنی بدن متوجه خیلی از اتفاقات در بدن بیماران خود میشوند. چندین دلیل وجود دارد که باعث این اتفاقات میشود. اولین دلیل این است که بدن در کل, خود یک سیستم الکتریکی است که الکتریسته در آن جریان دارد. سلول عصب به نام نورون نامیده میشود که از طریق استفادهٔ پیامهای الکتریکی با نورونهای دیگر ارتباط برقرار می نمایند, هر یک از نورون ها یک سوئیچ و کلید محسوب میشوند که عملکرد روشن یا خاموش شدن را دارند و با توجه به شرایط مناسب تبدیل میشوند. بطور معمول فرکانس و انتقال الکتریسته نورون بدن

میتواند در محدودهٔ ده تا پانصد مرتبه در هر ثانیه باشد. حتی حیرت انگیز تر از آن، تعداد تماس و ارتباط بین سلولهای اعصاب در بدن با یکدیگر است با تخمین هزار میلیارد تماس که هر یک از این ارتباطات از طریق پیامهای الکتریکی صورت میگیرد. برای این که تمام مجموعه الکتریسیتی اعصاب اعمال خود را به درستی در بدن انجام دهند و تماس های سیستم اعصاب فعال و نرمال باشند، بدن ما باید دارای مواد معدنی و الکترون به مقدار لازم و معیّن باشد و اگر ما فاقد تعادل تمام مواد معدنی درست و لازم در بدن باشیم و یا بعضی از آنها در طیف گسترده ای کمتر و یا بیشتر از حدّ مورد نیاز و اندازه باشند، سیستم عصبی ما قادر نخواهد بود به درستی اعمال پیام های الکتریکی و ارتباطات را به انجام برساند، بطور مثال این امر مانند این است که ما از یک کامپیوتر و یا تلفن باطری دار استفاده کنیم، زمانی که باطری به مرور

مصرف شود, از قدرتش کم خواهد شد و پس از
رسیدن به مرز صفر کامپیوتر کار نخواهد کرد.
تعویض باطری فرسوده و یا باطری شارژ شده در
کامپیوتر میتواند کارایی و عملکرد کامپیوتر را بهبود
بخشد و کامپیوتر مجدداً شروع به کار دوباره خواهد
نمود, به همین دلیل, سیستم الکتریسیته و الکترونها
در بدن ما نیاز به مواد معدنی در جهت عملکرد
صحیح خود دارند و هنگامی که با کمبود آنها مواجه
هستند و در مضیقه می باشند, تظاهر اختلال در
عملکرد کل بدن و سپس پیدایش انواع بیماریها
مشاهده خواهد شد. دریافت نمودن بدن از مواد
مغذی معدنی درست و صحیح و به اندازه و سپس
زایش و پیدایش میلیاردها الکترون جدید در بدن,
باعث بازسازی و شروع به کار و فعالیت مجدد
سیستم اعصاب خواهد بود و بیماری را میتواند اصلاح

کند, این کاری است که مکملهای مورد بحث آن را به انجام میرسانند. ارزش فوق العادهٔ مواد معدنی موجود در این نوع از مکملها پس از دهها سال مطالعه بدنبال چیزی است که باعث شود تا بهترین تعادل مواد معدنی در بدن حاصل گردد. همانطور که قبلاً گفته شد پس از ایجاد بهترین شرایط تعادل مواد معدنی در بدن, افزایش آب گیری سلولی سبب بهبود مقدار اکسیژن در سلول خواهد شد که نه تنها برای عملکرد صحیح آنزیم ها بلکه برای هر عملکردی در بدن مورد نیاز است و حتی برای عوامل سم زدای طبیعی بدن مانند گلوتاتیون نیز لازم خواهد بود که بایستی از وجود آنزیم برای رفع کردن درست سم, استفاده کند. این مجموعه از مواد معدنی, قدرت کشتن و از بین بردن سلولهای سرطانی را از طریق ایجاد اختلال در سوخت و ساز سلولهای سرطانی بدن کسب میکند. سلولهای سرطانی نمیتوانند انرژی

زیادی تولید کنند و تنها میتوانند مقدار کمی از انرژی را با استفاده از تخمیر اسید لاکتیک از شکر تولید نمایند, در نتیجه این مکمل میتواند خروج انرژی موجود در سلولهای سرطانی را افزایش دهد و آن به حدّی است که خالی شدن این اضافه بار و تخلیهٔ الکتریسته ی سلولهای سرطانی و تغییرات سوخت و ساز آن باعث سرعت و افزایش مرگ سلولهای سرطانی خواهد گردید.

سلولهای سرطانی دارای اعمال حیاتی هوشمند هستند و با این حرکات میتوانند در بدن ما زنده بمانند و به رشد خود ادامه دهند این اعمال سلولهای سرطانی دارای عملکرد و مکانیزم های ویژه ایست, یکی از این حرکات, آنها را قادر به پنهان شدن از دید سیستم ایمنی بدن میکند و ممکن است که دانستن چگونگی آن برایتان جالب باشد که چگونه این عمل را انجام

میدهند و پاسخ بدن ما به این عمل و رفع آن چگونه باید باشد. در پاسخ به این عمل کردشان و خنثی سازی آن, از مکمل دیگری که برای این منظور در نظر گرفته شده میتوانیم استفاده کنیم.

سلولهای سرطانی میتوانند از چندین مکانیزم و روش برای پنهان کردن خود در مقابل سیستم ایمنی بدن استفاده کنند, مثلاً به دور خود دیواره ای ایجاد میکنند بطوری که سلولهای سیستم ایمنی بدن که مسئول شناسایی, حمله و کشتن سلولهای سرطانی هستند نمیتوانند آنها را به عنوان سلولهای دشمن شناسایی کنند. این مکانیزم و روش شان یکی از دلایل عمده ای است که بیماری سرطان را قادر به گسترش خود در سراسر بدن میکند که با حملۀ مهاجمین سیستم ایمنی بدن نیز از بین نخواهد رفت, سلولهای سرطانی از روش های بسیار متعددی بهره مندند که عامل این

اتفاق میشود که در ذیل به نمونه هایی از آن اشاره میکنم. سلولهای بدن دارای کُد هستند و برخی از سلولهای سرطانی, کُد اصلی - دی ان اِ - در کروماتین پروتئین های سلولی را تغییر میدهند در جهتی که این امر باعث حذف برچسب های اطلاعاتی مولکولی بر روی آنها میشود که در نتیجه, سلولهای شناسایی و دفاعی و مهاجم قادر به تشخیص اینکه آنها سلولهای سرطانی هستند نمی باشند, گاهی اوقات سلول های سرطانی عملیات سیستم ایمنی بدن را گول می زنند و فلج می نمایند تا به این وسیله باعث توقف تولید سلولهای – تی - سرکوب کننده و جنگجو مانند سلولهای -سایتوکاین - تی جی اف – بی - در بدن شوند که درنهایت, این امر باعث جلوگیری از فعالیتهای سلولهای - تی - سیتوتوکسیک -مانند - ماکروفاژها - و - لنفوسیت ها - میشود که عملاً

بایستی به سلولهای سرطانی حمله کنند. تیموس عضوی است که تولید اجزاء سیستم ایمنی بدن را بعهده دارد و در حین و پس از شیمی درمانی, برخی از سلولهای سرطانی ممکن است به غدهٔ تیموس مهاجرت کنند, آنها هنگامی که در آنجا مستقر شدند غدهٔ تیموس را فریب میدهند بنحوی که تیموس آنها را بیگانه نمی شناسد و در کمک به آنها شتاب می ورزد و با مواد مخصوصی که فقط برای محافظت از سلول های نابالغ طبیعی در مقابل سموم و مهاجمان بیماری زا مورد استفاده قرار میگیرد آنها را تحت پوشش و حمایت قرار میدهد, این کمک تیموس, حفاظت از آنها را در مقابل شیمی درمانی نیز تضمین میکند. بعضی از تومورها و غده های سرطانی, خود را به اطلاعات پروتئینی ای مجهز میکنند که به طور معمول درغدد لنفاوی سالم یافت میشوند, پروتئینی که با جذب سلولهای تی و آماده سازی آنها درجهت

انجام عملکردهای سیستم ایمنی بدن حیاتی است. تومور با انجام این کار و تجهیز خود به اطلاعات, لایهٔ خارجی و بیرونی خود را به نظر میرساند که مانند بافت لنفاوی است, این لایهٔ بیرونی سپس به جذب و تعویض برنامه های عملی سلولهای تی می پردازد بطوری که آنها یعنی سلولهای تی, سلولهای سرطانی تومور را به صورت دوست شناسایی کنند نه دشمن, در نتیجه تومور سرطان توسط سیستم ایمنی بدن کشف نمیشود.

در جدیدترین تحقیقات, مشخص شد و محققان دریافتند که تومور سرطان در پانکراس دارای یک منبع پروتئین به نام - جی ام - سی اس اف - میباشد که با بخدمت گرفتن سلولهای نابالغ سیستم ایمنی در مناطق اطراف خود, باعث میشود که آنها پس از بلوغ از عملیات سلول های سرکوب کنندهٔ سیستم ایمنی

بدن جلوگیری کنند. همچنین پروتئینی بنام - آی دی او - که توسط سلولهای سرطانی لوزالمعده ساخته میشود نیز به غدد لنفاوی رخنه میکند و این عمل آنها را کمک میکند که از شناسایی شان به عنوان - آی دی او - جلوگیری شود تا بتوانند تولید تریپتوفان را در سلولهای سالم - تی - به حالت استراحت و توقف در آورند که نتیجه آن ایجاد یک نوع سلول غریبه و متفاوت از سلولهای سالم ایمنی به نام سلولهای نظارتی - تی- خواهد بود که کارش برعکس و عملاً, مهار و انهدام سیستم ایمنی بدن را در برابر سلولهای سرطانی به عهده میگیرد.

نوشته هایی از محققان مرکز سرطان لندن در انگلستان در دست است که عمل - آی دی او - را تا حدودی متفاوت میدانند. آنها میگویند که آی دی او مانند یک دیوار و سپر خارجی برای سلول های

سرطانی است, بنابراین سیستم ایمنی بدن نمیتواند
آنها را درک کند و ببیند, لذا نمیتواند آنها را از بین
ببرد. تا زمانی که - آی دی او- در بدن وجود و حضور
دارد سلولهای طبیعی -دندریتیک - که فرماندهی
سلولهای تی - را به عهده دارند نمیتوانند این
فرماندهی و عملیات دچار سردرگمی و گیج شده را
سامان بخشند. مشکل اصلی بعدی این خواهد بود که
در جریان این مراحل انجام شده, سلولهای دندریتیک
نیز خود تغییر جهت داده و گاه گاهی تولید - آی دی
او- را به عهده میگیرند. اگر بخواهیم که سلولهای
سرطانی را مجبور کنیم که تولید - آی دی او - را
متوقف کنند بایستی ضربه سنگینی به سپر و دیواره
آن وارد آوریم تا به توانیم سلولهای دندریتیک را نیز
به متوقف ساختن - آی دی او - تشویق کنیم و این
دقیقاً آن هدف و موقعیتی است که سیستم ایمنی

بدن نیازمند آن است و به کمک آن میتواند تشخیص, توقف و کشتن سلولهای سرطانی را به انجام برساند. در هر حال تلاش برای خلاص شدن از – آی دی او – یعنی کمک به رها شدن از شّر بیماریهای سرطان.

ماکروفاژها, سلول های سیستم ایمنی بدن هستند و مسئولیت کشتن سلول های سرطانی را به عهده دارند

نتایج تحقیقات انجام شده در مرکز تحقیقات دانشگاهی استنفورد حاکی از آنست که پروتئین سی دی چهل وهفت, میتواند بسیار در گسترش بیماری سرطان در سلولهای مادر و بنیادی و بخصوص در مرکز استخوان تأثیر گذار باشد و محافظت آنها را در مقابل ماکروفاژهای سیستم ایمنی به عهده بگیرد. این عمل محافظتی بوسیلهٔ اتصال و چسبیدن یک مولکول

سی دی چهل و هفت به سطح خارجی یک ماکروفاژ انجام می پذیرد که در اصل به سیستم دفاعی می فهماند که آنها یعنی سلول های بنیادی خونی سرطانی شده, سلول هایی از جنس دوستانه و طبیعی هستند. تشریح خلاصه ی مورد فوق به شرح ذیل خواهد بود.

1-. شکل مولکولهایی مانند - تی اِ اِ – و - اچ ال اِ - و یا آنتی ژن - اِ پی ام - که تولید میشوند معمولاً تنظیم شده نیستند و یا اغلب بواسطۀ سلول های سرطانی تغییر می یابند, لذا این امکان, تومور سرطانی را قادر خواهد ساخت که خود را از سلول های – تی - و سایر سلولهای مهاجم پنهان کند.

2-. تومور بوجود آمده از عدم تنظیم و یا تغییر و تحول در پروتئین های - پی پنجا وسه –و- تی اِ پی 1 – و-تی اِ پی 2 – در نتیجۀ از دست دادن حس تشخیص

درست سلولهای – تی دفاعی - بوسیلهٔ تومورها خواهد بود.

3-. سلولهای مهاجم و سرکوبگر سیستم ایمنی بدن مانند سلولهای – تی - سی دی 4 - سی دی 25 - نیز همچنان در مراکز تومور بدون هیچ تحرّکی تجمّع می یابند.

سیستم ایمنی و سرطان - بخش چهارم

تقویت بدن

در جهت تقویت عمومی سیستم ایمنی بدن و اینکه سیستم ایمنی بدن قادر باشد که درعمل شناسایی دقیق هویت سلولها و اقدام به کشتن سلولهای سرطانی موفق باشد, احتیاج و نیاز به ارائه دستورالعملی به مکانیزم های بدن خواهد بود که

متوقف کردن و خنثی سازی عملیات سلولهای سرطانی گفته شده در سطور بالا را به عهده بگیرند, هر چه سریعتر این فرمان به ارگانهای ذیربط بدن داده شود, بیشتر از مخفی شدن و فعالیت شدبد سلولهای سرطانی بدن جلوگیری خواهد شد. یکی از ده ها دستورالعمل این است که با افزایش انرژی و نیروی واحدهای سلولی و سپس همراهی نمودن سیستم مغز و اعصاب با سیستم ایمنی بدن و تبدیل شدن همهٔ اینها به یک بخش بزرگ و متحد, سیستم ایمنی بدن را قادر و آماده میسازد که در جهت انجام کار تجسس و شناسایی بهتر سلول های سرطانی با دقت و بسرعت عمل کرده و دفاع و غلبه بر بیماری سرطان را بهبود بخشد. نهایت انجام کار با تعمیر سلول های مادر و بنیادی و با ارائه یک پیام جهت فعال سازی آنها در اعضای بدن, درمان سرطان پیشرفت

قابل ملاحظه ای خواهد داشت. نداشتن استرس,
تعادل و کمک به عادی سازی احساسات نیز خود
قابلیت مقابله و پشتیبانی از سیستم ایمنی بدن را بالا
برده و به کشته شدن سلولهای سرطانی یاری می
رساند. یکی از عواملی که در شفاء بدن مطلقاً
ضروری است, بازسازی سلولی است. بدون این
بازسازی, توقف چرخۀ التهاب و تأثیر منفی تخریب
سلولها بسیارتفاوت نخواهد کرد. به همین دلیل نیاز
به ایجاد و تولید اکسیر و عاملی در بدن هستیم که به
طور مؤثری بتواند بدن را قادر به افزایش بازسازی
سلولی نماید و به طرز چشمگیری در افزایش تولید
سلول های بنیادی و سازماندهی فوق العاده ساختار
ژنتیکی در بدن منتهی گردد. انرژی تولید شده از
ماحصل این عوامل نه تنها ما را از شرّ بیماری می
رهاند بلکه سبب ازدیاد طول عمر و ظاهری جوان با
پوستی شاداب و بدنی با انرژی و قدرتمند خواهد

ساخت. بهترین مکملهای سیستم ایمنی بدن برای مبارزه با سرطان هنگامی مورد استفاده قرار میگیرند که سرطان در یک محل سبب التهاب و تورم شود که شامل موارد ذیل خواهد بود.

-. تمام بیماریهای سرطان مربوط به مغز و اعصاب

-• سرطان استخوان.

-• توموری که ممکن است با ایجاد تورم باعث جلوگیری یک مسیر شود مانند سرطان گلو و مری.

-• هر گونه سرطانی که در آن متخصص جراحی ممکن است نیاز به شکافتن و باز کردن داشته باشد.

-• تومور سرطانی که باعث فشار بر روی سیستم عصبی یا رگ های خونی شود.

این مسئله باید قابل توجه باشد که بسیاری از

مکملهای مینیرال و ویتامین های تجارتی نه تنها درمانگر نیستند بلکه با تحریک سلولهای سرطانی به طور معمول, عملکرد و شروع کار دوباره آنها را آماده سازی می نمایند و با تعمیر مجدد توانایی سلولهای سرطانی و ایجاد انرژی کافی در آنها, سبب عملکرد و برگشت رشد سریع سلولهای سرطانی خواهند شد. تمام سلولهای سرطانی زندگی ی بیش از حدّ طولانی دارند. این ماهیت اصلی سلولهای سرطانی است که سعی میکنند بیشتر زنده بمانند و تکثیر شوند و کمترین نابودی را در زمانی که باید از بین روند داشته باشند.

بنا بر این سلولهای سرطانی مانند همۀ سلولهای دیگر نیاز به مواد خوراکی برای زنده ماندن دارند. آنها این تجهیزات را از طریق ایجاد شبکه های رگ خونی در خود دریافت میکنند, یک فرآیند به نام رگ زایی. تنها

عمل مثبتی که سلولهای سرطانی فقط یک بار میتوانند در بدن انجام دهند آن است که خود را با عملکرد طبیعی بدن منطبق سازند و در این زمان است که خود را آماده ی از بین رفتن و مرگ میکنند. در این رابطه ساعت بیولوژیکی بدن متوجه میشود که آنها بیش از حد زندگی طولانی کرده اند و با دستورالعمل فرستاده شده به سلولهای سرطانی, آن سلولها آمادهٔ مردن میشوند. این مرگ طبیعی سلولی به نام - آپوپتوزیز - وقتی انجام میشود که در آن سلولهای سرطانی خودشان را آمادهٔ مرگ میکنند, مرگ آنها و همچنین اقدامات سیستم ایمنی بدن برای خلاص شدن از وزن سلولهای مرده در بدن هیچ التهابی در اعضاء بدن ایجاد نمیکند. عملکرد جمع آوری و دفع درست آنها از بدن دقیقاً مانند هر سلول مرده ی دیگری است که به طور معمول در بدن جریان دارد و

انجام میشود.

لذا با توجه به موارد بالا, انجام اعمالی که بتواند با ایجاد محرّکاتی از طریق اختلال, سلولهای سرطانی را وادار به مرگ طبیعی کند منطقی و صحیح به نظر میرسد, اتفاقی که در هر صورت واکنش سلولهای سرطانی را طوری ایجاد نماید که آنها به طور طبیعی بمیرند و یا ایجاد نمودن عملکردی در آنها, سبب ظهور واکنش و رفتار طبیعی در سلولهای سرطانی گردد و برگشت دوبارهٔ آنها را به سیستم سالم بدن امکان پذیر نماید, هنگامی که این اتفاق می افتد آنها متوجه میشوند که به مدت طولانی ای زندگی کرده اند و باید آماده مرگ شوند.

استراتژی سرطان شماره 7

پاکسازی و بهداشت اعضاء بدن

کلیه, مثانه, کبد, کیسهٔ صفرا

آیا پیشنهاد و راه حل ها و یا توصیهٔ هر فردی میتواند به عمل پاکسازی بدن کمک نماید و حذف سنگها یا ترمیم بافت و رفع مشکل را با موفقیّت بانجام برساند؟ بدلایلی ممکن است اغلب مردم نگران سنگ صفرا نباشند و آنرا ندیده بگیرند, ولی باید قدری تفکر کنیم چون همه ما ممکن است کم و بیش سنگ در کیسهٔ صفرا داشته باشیم. علاوه بر این, داشتن سنگ کیسهٔ صفرا ممکن است به بیماری سرطان نیز منجر شود و بیماری سرطان هرگز در اولین فرصت و زمان خود را نشان نمیدهد, گرچه بسیاری از مشکلات دیگری هم هستند که منجر به

سرطان میشوند. در تحقیقی که من انجام دادم,
بیشترین افراد مبتلا به بیماریهای سرطان, معمولا
سنگ در اعضای بدن خود داشته اند, همهٔ ما اغلب
سنگ صفرا داریم, از افراد بزرگ تا کوچک، زیاد یا کم
, درشت یا ریز. یکی از علائم و نشانه های سنگ کیسه
صفرا احساس ورم در ناحیهٔ شکم پس از خوردن یک
وعده خوراکی است. ما احساس میکنیم نمیتوانیم مواد
خورده شده را هضم کنیم, در حالت شدید تر,
احساس درد در ناحیه کبد خواهیم داشت. بنابراین
اگر شخصی سنگ در کیسهٔ صفرا دارد میتواند با
روش طبیعی آنها را به طور طبیعی حذف کند. درمان
برای کسانی که مبتلا به کبد ضعیف هم هستند نتایج
مثبت دارد, چون کبد و کیسه صفرا از نزدیک مرتبط
به هم هستند.

آب حاوی کلر و سرطان

مصرف کلر در آب منجر به پیدایش بسیاری از بیماریها میشود و آنچه به جهت سالم سازی آب در آبهای آشامیدنی وارد میکنند ممکن است به تولید سرطان و بیماریهای قلبی کمک کند. طبق آمار, در کشور فرانسه, بیماریهای سرطان نرخ رشد پایینی دارد و این به دلیل مصرف بیش از حّد آب میوه طبیعی است که در بسیاری از محله های آنجا مرسوم است, همچنین دلیل دیگر پایین بودن نرخ سرطان که بیشتر مردم نمیدانند این است که در کشور فرانسه به غیر از نقاطی معمولاً آب را با کلر سالم سازی نمیکنند و از روشهای طبیعی متفاوت و بی خطر در امر پاکسازی آب استفاده مینمایند, به هر حال تفاوت هایی در ساختار آب های نوشیدنی در نقاط مختلف

جهان وجود دارد. استفاده از کلر شیمیایی در آبهای آشامیدنی به دلیل خوب بودن آن نیست, بلکه به دلیل ضد عفونی کردن و ارزان و کم قیمت بودنش می باشد و ما با پودر سفید کنندۀ کلر, آب را آلوده می کنیم که اثرات دراز مدت آشامیدن آب کلردار به عنوان مثال فاجعۀ سرطان و آلوده گی بدن به مواد شیمیایی خواهد بود و همچنین ممکن است سبب پیدایش انواع دیگر بیماریها از جمله بیماریهای قلبی گردد. شورای کیفیت محیط زیست کشور آمریکا چند سال پیش در گزارش خود اعلام کرده بود که خطر ابتلا به سرطان در میان مردمی که آب کلردار می نوشند نود و سه درصد بیشتر از کسانی است که آب حاوی کلر نمی نوشند. طبق تحقیقات و گزارشهای علمی ای که به ارتباط کلر با بیماری عروق کرونر قلب و کلسترول اشاره میکند, نتیجۀ مشخص شده اینست که در واقع یکی ازعلت های اساسی تصّلب

شرایین, حملات قلبی و سکته مغزی, استفاده مکرّر و دایمی از آب کلردار میباشد. مطالعه و تحقیقی در گذشته انجام شده بود که از مرغ به عنوان ابزار آزمایش استفاده کرده بودند که در آن دو گروه از صدها انواع مرغ بودند که تحت آزمایش قرار گرفته بودند و سراسر طول عمرشان از زمان بلوغ تا تکامل کامل, مورد مشاهده و بررسی قرار داشت. در طی این دوران نیز از مواد خوراکی طبیعی و فاقد عوارض سوء و بیماری زا استفاده شده بود. به یک گروه آب با کلر و به دیگر گروه آب بدون کلر داده شد. گروه مرغانی که از کلر استفاده کرده بودند, هنگامی که پس از مدتی مورد معاینه و آزمایش قرار گرفتند برخی ازبیماریها از جمله بیماریهای قلبی و گردش خون در همهٔ مرغان این گروه مشاهده شد و گروهی که خوراکی بدون کلر دریافت کرده بودند با سلامت

کامل و بدون هیچ بیماری و عارضه ای بودند و
سریعتر رشد نموده و بزرگتر و قویتر شده بودند.
این تحقیق بسیار خوبی بود با نتیجهٔ درخشان که در
صنعت طیور انجام شده بود و هنوز هم به عنوان یک
مرجع امروزه استفاده میشود و بزرگ ترین تولید
کنندگان مرغ از آب بدون کلر استفاده میکنند.
هنگامی که کلر به آب آشامیدنی اضافه شود با دیگر
ترکیبات طبیعی و معدنی آب باعث تولید محصول
جانبی ای بنام تریهلومتان میشود, وجود این محصول
در بدن سبب پیدایش رادیکالهای آزاد در بدن شده
و منجر به آسیب و تغییر در سلولها میگردد که در
نهایت ایجاد سلولهای جدید سرطانی را بهمرا خواهد
داشت. بر خلاف اظهار نظر سازمان های دفاع از
محیط زیست در دنیا که میگویند غلظت کم کلر در
آبهای شهری و آشامیدنی دقیقا در سطوح پایین
است و تأثیری منفی در بدن انسانی ندارد ولی به

اعتقاد بعضی از دانشمندان محقق در امور سرطان,
کلر مسئول اکثریت بیماریهای مرتبط به سرطان در
جهان است. اغلب پژوهشگران تحقیقاتی در امور
سرطان که مورد احترام جامعهٔ پژوهشهای علمی
هستند, مدعی هستند که کلر بزرگترین و شوم ترین
عامل کشتار از طریق پدیدهٔ سرطان در دوران معاصر
است. چند سال پیش, نتیجهٔ انجام اولین مطالعه و
بررسی در مورد ترکیبات کلر در شمال کشور
آمریکا چنین میگوید که در حال حاضر فقط به خاطر
تجمع ترکیبات کلر در بافت پستان, از هر هشت زن
در امریکای شمالی یک نفر مبتلا به سرطان پستان می
باشند. در زنان مبتلا به بیماری سرطان پستان –
اورگانوکلورینز - اعضاء آلوده به ترکیبات کلر در
حدود پنجاه تا شصت درصد بیشتر است نسبت به
زنانی که دچار سرطان پستان نیستند. همانطور که

میدانیم بیماری سرطان فقط و منحصراً از طریق نوشیدن آب کلردار بوجود نمی آید و به آن نیز ختم نمیشود بلکه مشکل همچنان از طُرُق و در شکلهای دیگر هم باقی است. بغیر از نوشیدن آب حاوی کلر, هنگامی که مشغول حمام و دوش گرفتن هستیم نیز در معرض کلر قرار داریم و حدود دو سوم مقدار آنرا به علت استنشاق بخار و جذب آن از طریق پوست بدن خواهیم گرفت. یک حمام گرم منافذ پوست را باز میکند و اجازه میدهد کلر و دیگر مواد شیمیایی در آب سریعآ جذب بدن از طریق پوست شوند که در هر صورت در معرض آن قرار گرفتن بسیار مضر است. درجۀ سمّیت آب کلردار و اکثر آلاینده های دیگر در دمای پایین تر قدری کمتر است. لذا در رابطه با درجۀ سمّیت بخار آب حمام با آب آشامیدنی خنک, بخار حمام تا 50 برابر بیشتر دارای مواد شیمیایی است و با توجه به این واقعیت, استنشاق

گازهای حاصل از بخار حمام از طریق ریه و جذب آن از طریق پوست بدن بسیار راحت تر و سریع تر انجام میشود و وارد بدن میگردد و بطور مستقیم در جریان خون قرار میگیرند. جمله ای را که در یکی از کنفرانس ها شنیده بودم, یادآور میشوم که گفته شده بود, حمام و دوش گرفتن که در همهٔ خانه های دنیا مرسوم است میتواند علت اصلی افزایش سطح کلروفرم در بدن انسان ها باشد و دلیل آن به خاطر موجود بودن کلر در آب است. همانطور که قبلاً اشاره شد, عناصر سمّی, قطعاً یکی از علل اصلی سرطان در واحد های سلولی است. در واقع اگر ما بدنی سرطانی داریم این بدن سمّی است و در نتیجه, سلولهای سرطانی مرده نیز بسیار سمّی تر هستند و برای محافظت از سلامت خود, کاهش و زدودن سمّ در بدن اولین قدم و پیش شرط در جهت مبارزهٔ بهتر

با بیماری سرطان خواهد بود.

ما نیاز به سّم زدایی و حمایت از اعضاء سم زدای بدن خود داریم به نحوی و طوری که آنها تحت فشار سمّوم ضعیف نشوند و از بین نروند. سطوری را که می خوانید مطالب اش را در کمتر جایی خوانده و شنیده اید بلحاظ اینکه معمولاً ارائه دهندگان خدمات بهداشتی, مطالب علمی و محصولات درمانی را بطور ناقص و با چاشنی تجارت و کلمات فریبنده جهت خدمات, فروش و سودآوری بیشتر هماهنگ میکنند, البته خدماتی که بیشتر سریع و زود گذر است و بدین جهت است که اغلب بیماران در سراسر جهان در مرحلۀ اول درمان, درمانشان مؤثر واقع نمیشود و تکرار آن نیز بی نتیجه میماند و پس از آن است که بیماری با شدّت هر چه بیشتر بدن را مورد تاخت و حمله قرار میدهد که ظرف مدت کوتاهی و شاید

چند ماه کمتر و یا بیشتر شخص بیمار را به هلاکت میرساند.

اصولاً در طب طبیعی مدرن, یک متخصص آگاه و فهمیده در زمان ملاقات با شخص بیمار, مدت و زمان سپری شده را مّد نظر قرار نمیدهد گر چه ممکن است برایش ضرر مالی از نظر صرف وقت داشته باشد, ولی پایبند به این اصل است که در وهلهٔ اول بدون استفاده از تجربه اش و نسخه پیچی بی مورد, با انجام آنالایز بر روی آزمایشات مختلف بعمل آورده اش از تمامی اعضاء بدن بیمار که مجموع لیست آن باید بیشتر از 550 مورد باشد, بتواند به عمق و ریشهٔ بیماری دست یابد, کاری که مستلزم زمان است و وقتگیر, البته باید در نظر داشت که نوع آزمایشات کاملاً مدرن و متفاوت با انواع متداول دولتی و غیره در سطح دنیا است و دخالتی در کار

طب عمومی مدرن غربی و دولتی محسوب نمیشود.

داشتن یک برنامه سلامتی صحیح همراه با یک دکتر درمانهای طبیعی و یا همزمان و در طی استفاده از خدمات مسئولین بهداشتی دولتی لازم است, مسئول و متعهدی که برای هر مراجعه کننده اش وقت کافی داشته باشد و به آموزش و درمان بنیادی او بپردازد, اصولاً در روشهای صحیح که من به آنها اعتقاد دارم, انواع بیماریها از زمان شروع بایستی ظرف مدت کمتر از 10 روز سرکوب شوند و گرنه بیماری قویتر و شخص بیمار ضعیف تر میشود و درمان وارد مرحلۀ سخت تری میگردد و با توجه به ضعف بیمار و نداشتن قدرت تحمل, ادامۀ درمان غیرممکن خواهد بود و معمولاً در این زمان مسئولین بهداشتی بخاطر عدم نیاز به ادامه درمان و صرفه جویی و همچنین خستگی, ناتوانی و ناامیدی شخص بیمار و اطرافیانش از عدم بهبودی, ناگزیر زمان آغاز مرگ بیمار

شمارش میشود. یادمان باشد که انسانها با خود و یا با یکدیکر گاهاً شوخی میکنند که امری ناپسند است ولی برعکس, بیماریها جدی هستند و در بدن شخص مهماندارشان شوخی نمیکنند و جز رشد سریع و انهدام بدن مهماندار چیز دیگری نمیشناسند. در مورد بیماریهایی نظیر عفونی, قندی, استخوانی و غضروفی, خونی و یا بیماریهای مرتبط دیگر نیز وضع به همبن منوال است که بیمار تا انتهای عمر باید دارو مصرف نماید تا بیماری تحت کنترل باشد و گر نه جانش در خطر خواهد بود.

همانطور که قبلاً اشاره کردم در اکثر بیماریها و خصوصاً بیماریهای سرطانی, مقابله با سلولهای سرطانی مرده که به شدت سمّی هستند باید تمرکزمان بیشتر در حمایت از ارگانهای سمّ زدای بدن باشد, همچنین سمّوم دریافتی بیش از حّد از

مراحل و انجام شیمی درمانی های رایج که در بدن به تدریج وارد شده اند باید کمک شوند که از بدن پاکسازی و بیرون رانده شوند واین امر باید در اولویت قرار گیرد. اگر شروع سمّ زدایی با تمیز کردن روده بزرگ آغاز شود بسیار خوب خواهد بود به ویژه اینکه در بیماران مبتلا به سرطان روده بزرگ, عملی ارزشمند و مفید خواهد بود. اگر یادتان باشد این را برای اولین بار درقسمت استراتژی اکسیژن اشاره کردم و یادآور شدم که پس از تخلیه و پاکسازی دیوارهٔ روده بزرگ از سموم, مرحله بعدی گسترش اکسیژن گیری در بافتهای رودهٔ بزرگ است که میتواند با ایجاد سلولهای جدید و قوی, مبارزه با بیماری سرطان روده و یا رکتال را کمک نماید.

گلوتاتیون و سرطان

اغلب بیماریهای خطرناک, مزمن و کشنده همیشه در ارتباط با مواد سمّی بوده و خواهد بود, موادی که در اطرافمان بسهولت وجود دارند و ما با آنها زندگی میکنیم مانند مواد شیمیایی و نظایر آن که, سبب ایجاد تغییرات سلولی در اعضاء بدن میشود. البته ویروس, میکرب و نظایر آنها مبحث جداگانه ای است که در خلال این نوشته ها و در مباحث قبلی و آتی به آنها پرداخته و می پردازم. هنگامی که ما تجّمعی از مواد سّمی در بدن داریم و یا اقداماتی که برای مبتلایان به بیماری سرطان انجام میدهند به خصوص اگر تحت شیمی درمانی باشند, سطح گلوتاتیون در سلولهای بدن و از جمله در کبد تخلیه میشود و مواد سّمی در بدن افزایش می یابد, این به دلیل آن است

که گلوتاتیون اولین سم زدای طبیعی سلولهای بدن است و آنتی اکسیدانی است که کبد ما از آن استفاده میکند.

گلوتاتیون یک اسید آمینه است و متأسفانه مصرف عنصری به این مهّمی تاکنون از طریق انواع مکملهای موجود در بازار که به فراوانی یافت میشود نتوانسته است توسط سلولهای بدن جذب شود و یا بهتر است بگویم که تقریبا هیچ یک از سلولهای اعضاء بدن و یا کبد علاقه ای به جذب آن نشان نمیدهند. طی سالهای گذشته دست اندرکاران بهداشتی و سلامتی تلاش کرده اند تا یک راه ایده آل و مطمئن جهت رساندن آنزیم گلوتاتیون به سلولها بیابند, نتیجهٔ تحقیقات منجر به یافتن اسیدهای آمینهٔ مخصوصی در پاره ای از غلات بود که در جهت تبدیل و ساخت گلوتاتیون میتواند توسط بدن استفاده شود, با این

حال این روند به آرامی در حال انجام است و مکملهای تولید شده از این نوع اسید های امینه میتواند و قادر خواهد بود که نیاز هضم پروتئین و سمّ زدایی را به درستی به انجام برساند. لازم به ذکر است که غلات فن آوری و دستکاری شده مشمول این پروسه تحقیقی نبوده است.

گلوتاتیون پس از ساخته شدن در بدن, در داخل مولکول های چربی سالم مخفی میشود و سلولها مصرف آن را دوست دارند. در نتیجه، گلوتاتیون بدون اینکه شکسته گردد به داخل سلول کشیده میشود, جایی که میتواند کار خود را که خنثی سازی سمّوم است انجام دهد. من این عمل را عملکرد طبیعی با موفقیت واقعی در امر سّم زدایی بدن میدانم که برای هرنوع از بیماریها که در آن مواد سمّی باید از بدن حذف شود مورد استفاده قرار

میگیرد مانند بیماریهای اوتیسم, پارکینسون, بیماریهای سیستم ایمنی و غیره, که به سرعت و بطور مؤثر میتواند سّم زدایی سلول را بعهده داشته باشد, همچنین در مقابله با تهوع و دیگرعوارض جانبی شیمی درمانی نیز میتواند مفید باشد. روش چگونگی آماده نمودن بدن بیمار جهت ساختن این آنزیم بسیار مهم و قابل اهمّیت است و نیز در هر شخص بیمار میتواند متفاوت باشد. در جهان امروز چه بسیارند متخصصین طب طبیعی که نتوانستند از روشهای خود در این زمینه به درستی استفاده کنند و در راه درمانی شان ناکام ماندند. حمایت از کبد و کلیه ها, کمک خواهد کرد که سّم زدایی بهتر انجام شود و این کمک قابل توجهی در زدودن سمّوم از بدن خواهد بود. کلیه ها, سّموم را به همراه ادرار از بدن خارج میکنند, اعضاء و هر عضو عضلانی, استخوان و بافت ها جهت سالم و دورنگه داشتن شان از نمک های خورانده شده و

مواد شیمیایی, وابستگی شدید به کلیه ها دارند. کبد, فیلترینگ و پاک سازی خون را بعهده دارد و موجب شکسته شدن مواد سّمی از جمله سلولهای سرطانی مرده نیز میگردد و تلاشش در مقابله با تجّمع انبوه مواد شیمیایی و سّموم بدن است که به هنگام مبارزه با سرطان در معرض آنها قرار گرفته ایم.

قارچ و عفونتهای قارچی ممکن است باعث بیماری سرطان شود

برای خلاص شدن و یا دور بودن از بیماریهای سرطان, حذف عفونتهای قارچی بسیار حیاتی است. برخی از پزشکان باور دارند که عفونتهای قارچی باعث یا حداقل به توسعه سرطان کمک میکند. وقتی که بیشتر به بررسی ارتباط بین عفونت های قارچی و سرطان

می پردازیم آن را به خوبی درک میکنیم, در واقع بدنی سراسر قارچی به گسترش ویران کردن سیستم ایمنی بدن و سپس در ایجاد گستردهٔ سلولهای سرطانی نقشی اساسی دارد. نتیجهٔ نهایی تولید شده از قارچ, اتانول خواهد بود, مصرف اتانول ممکن است که در وسائط نقلیه و یا کارخانجات بسیار چیز مهمّی باشد ولی در بدن ما با ایجاد مزاحمت و آزار سلولها, سبب تضعیف و نابودیشان خواهد گردید و همچنین باعث از بین رفتن آنزیم هایی میشود که برای انرژی سلولی مورد نیاز است و عواقب آن در بدن سبب انتشار رادیکال های آزاد خواهد بود. در ضمن لازم است که بدانیم عدم بموقع دفع سّموم از بدن بطور طبیعی, کاهش قدرت و استقامت بدن و خستگی بیش از حدّ اندامها را نیز فراهم خواهد کرد. از آنجا که آهن یکی از مُهم ترین حمایت کننده های اکسیژن در خون است و اتانول نیز عملاً از جذب آهن

در بدن جلوگیری میکند, لذا میتوانید حدس بزنید که چه اتفاقی خواهد افتاد, اتانول در بدن سطوح اکسیژن را به میزان پایین تر از حدّ نیاز قرار خواهد داد و در این زمان بدن نمیتواند در مقابله با بیماریها و یا سرطان واکنش مثبتی داشته باشد. همانطور که قبلاً نیز یاد آور شدم غلات مانند ذرت, گندم, انواع جو و دیگر مواد خوراکی مثل بادام زمینی و نظایر آنها نیز معمولاً آلوده به سمّوم قارچی به نامهای مایکوتاکسین و آفلاتوکسین هستند.

مصرف روزانهٔ اغلب مردم از آفلاتوکسین در طی روز بطور متوسط از 0.15 میلیگرم تا 0.50 میلیگرم میباشد, بنا بر این فقط شکر به تنهایی نیست که مشکل در رژیم خوراکی محسوب میشود بلکه غلات, دانه های شیرین و آردهای قندی نیز از جمله بادام روغنی و پاپکورن و دیگر مواد خوراکی وابسته هم

مشمول این موارد هستند و پس از آن است که سمّوم و بیماری در بدن یافت و تولید میشود. گر چه آنتی بیوتیک ها ممکن است نقشی در از بین بردن بیماریها داشته باشند, اما آنتی بیوتیک علاوه بر رسوب در اعضاء و تضعیف سیستم ایمنی, در از بین بردن باکتریهای طبیعی و مفید بدن و آماده سازی روده جهت پرورش میکرب و ویروسهای مخرب جدید نقش فعال تری خواهد داشت, در ضمن باید دانسته شود که رسوبات آنتی بیوتیک برای مدتی طولانی در سلولها و اعضای بدن حضور جدی خواهند داشت.

نکتۀ بسیار مهّمی که باید یادآور شوم اینست که معمولاً اغلب بیماریها که درمانشان با آنتی بیوتیک شروع شود و آنتی بیوتیک نتواند درمان را کامل نماید و مدت درمان را نیز طولانی تر کند, قاعدتاً آن

بیماری بنحوی در ارتباط با مسائل قارچی خواهد بود که بدنبال آن پیامد سرطان ناگزیر مشاهده خواهد شد. مکملهایی که با فورمولهای اختصاصی خود توانسته اند در این مورد کمک کننده باشند خوشبختانه در دسترس است به ویژه برای مبارزه با ویروس, قارچ, انواع سرطان و بیماریهای رودهٔ بزرگ. من به این مکملها مقدار کمی از روغن های ویژه و ضروری باضافهٔ عصارهٔ گیاهان انرژی زا اضافه کرده ام که ضمناً علاوه بر تقویت سیستم ایمنی, تأثیر بسزایی در عملکرد زایش سلولی خواهند داشت.

مواد اصلی تشکیل دهندهٔ مکملها, فسیل ویژه ای است از مجموعه ای از گیاهان دریایی که در تماس با هر گونه انگل و قارچ, بشدّت عمل کرده و آنها را از بین میبرد, به علاوه ساختار آن طوری است که مواد سمّی باقی مانده و زباله های جذب شدهٔ سمّی را از

بدن خارج میسازد که این یک عمل بسیار با اهمّیت در جهت زدودن و پاک کاری بدن و کمک به کاهش علائم ریشه ای بیماری است. تخمین زده میشود هزاران میلیارد باکتری زنده که در حدود بیشتر از پانصد نوع میباشند در داخل روده انسان وجود دارند که این تعداد معادل بیش از ده برابر تعداد سلولهایی است که ما در تمام بدن خود داریم, مجموعهٔ این باکتریها با هم در بدن میتواند به چندین کیلو برسد, قسمتی از این مجموعه در حکم اولین اعضای دفاعی ما در مقابل خطرات و تهدید بیماریها هستند, گر چه اغلب آنها عملکرد خوبی دارند ولی بسیاری از آنها نیز عملکرد مثبتی ندارند و مضّر هستند, در بهترین شرایط, برابری آنها با هم حُدود هشتادوپنج درصد از نوع خوب و پانزده درصداز نوع غیر مفید هستند که اگر غیر مفید ها رشد بیش از حّد داشته باشند بدن ما احساس خوبی نخواهد داشت و منجر به پیدایش

انواع بیماری و عدم سلامت خواهد شد, در نتیجه این بسیار مهّم خواهد بود که تعداد مفیدها در اکثریت باشند.

استراتژی سرطان شماره 8

آنزیمها و سرطان - بخش اول

اثرات آنزیم

در بخش آنزیم نیز در واقع استفاده از بهترین و مؤثرترین مکملهای آنزیمی که از آنزیم های تجارتی نباشند برای کمُک به مقابلۀ بدن با سلول های سرطانی مرده حائز اهمیت است, هضم و دفع سلولهای مرده از بطن اعضاء توسط آنزیم های کمکی, بطور طبیعی عمل پوششی و حمایتی از کبد, کلیه ها و

سیستم لنفاوی نیز خواهد بود و سنگینی بار آنها را کم خواهد کرد, علاوه بر این در پایین آوردن اندازه و حجم تومور, کمک, سریع تر خواهد بود و این هضم و دفع شامل سلولهای مسن زندهٔ مجاور نیز خواهد شد. فورمول این مکملها درحمایت از سّم زدایی بدن در تست های انرژی برای عمل سم زدایی از سلولهای سرطانی مرده, بالاترین نمرهٔ سم زدایی را در آزمایشات مربوطه داشته است. با استفاده از این فرمولهای گیاهی و حمایت از کبد, ما قادر به تکمیل سرعت بخشیدن مبارزه با سرطان خواهیم بود و حتی ممکن است بتوانیم از مرگ افرادی جلوگیری کنیم که بخاطر رشد سریع سلول های سرطانی بسیار سّمی در شدّت ضعف و نقاهت قرار دارند. همچنین باید متذکر شوم که رادیکال های آزاد در بدن, سطح ارتقاء سرطان را با ایجاد تغییرات در دی ان اِ- سلولی افزایش میدهند و جمع آوری و خارج نمودن رادیکال

های آزاد از بدن, محافظت از سلولهای سالم را افزایش میدهد. قابل ذکر است که در این نوشتار ممکن است پاره ای از جملات و نوشته ها گاهی تکراری به نظر آید که در جهت فهم بیشتر و درک بهتر مطالب لازم و ضروری است. یکی از عوامل و دلایل پیدایش سرطان, وجود بیش از حد آسیب های ناشی از رادیکال های آزاد در سلولها هستند که به - دی ان اِ- سلولها آسیب میرسانند که از نتایج آن در برخی از سلولها, جهش و تغییر آن سلولها به سمت سلول های سرطانی است, هر ماده شیمیایی و سمّی باعث ایجاد رادیکال های آزاد و خرابی در بدن میشود. مواد شیمیایی و سمّوم ممکن است از طریق هوا, مواد خوراکی, شوینده ها و پاک کننده ها, لوازم بهداشتی و آرایشی و آبهای نوشیدنی وارد بدن گردد. همراهی بدنی با اسید بالا و اکسیژن کم, فورمولی

خواهد ساخت که نسخه ایست در جهت گرفتار شدن در دام بیماری سرطان. یکی از دلایل دیگری که ما بیش از حد آسیب های ناشی از رادیکال های آزاد و سلولهای سرطانی در بدن داریم این است که خوراکیهای فراوری شده و تغییر یافته نسبت به خوراکیهای اصیل و خام, مواد مغذی کمتری دارند و در تولید رادیکال های آزاد نقشی اساسی ایفاء میکنننند, در ضمن باید متذکر شوم که طبق آمار جدید ترین پژوهش ها, درهر ثانیه, ما و طبیعت در معرض و حملهٔ صدها نوع از مواد شیمیایی و تششعات الکتریکی و رادیو اکتیو ساخت کمپانی های هزار چهره قرار داریم که همه آنها بدون استثناء ازعوامل سرطان زا شناخته شده اند. این ها همه باعث آسیب های ناشی از رادیکال های آزاد بیش از حّد در بدن و کمک به پیدایش و ظهور سرطان از راهی متفاوت تر خواهد کرد. توضیح اینکه صدها نوع گفته شده دارای اسم و

لیستی طولانی است که در این سطور ذکر آنهمه اسم مقدور نخواهد بود. اثر تخریبی رادیکال های آزاد از مواد سمّی در بدن, نقشی اساسی در ساخت و گسترش بیماریهای سرطان دارد و برخی از فورمولهای مکمل های شناسایی شده هنگامی که در دوزهای درمانی استفاده شده اند بخوبی توانسته اند به عنوان سدی در مقابل سرطان خود نمایی کنند و ارزش خود را به عنوان یک آنتی اکسیدان ماهر و پر قدرت برای مبارزه با سرطان به ظهور رسانند و به عنوان ماده ای حیاتی و معدنی که جاذب رادیکال های آزاد هستند سبب جلوگیری از تبدیل شدن سلولهای طبیعی به سلولهای سرطان گردند. این عمل قابل توجه و قوی با همراهی مقادیری از ویتامین های موجود در آن, حمایت مورد نیاز بدن را در این پروسه بانجام میرساند و بدن را از هر جهت تحت

پوشش ایمنی قرار میدهند. تحقیقاتی که توسط دکتر مایکل لیزانتی در مرکز سرطان شهر فیلادلفیا, پنسیلوانیا انجام شده بود نشان داد که, سلولهای سرطانی باعث خرابی فیبروبلاست سلولهای سالم بافتها میشوند. همچنین رساندن اکسیژن به مواضع سلولهای سرطانی, باعث آسیب دیدن رادیکال های آزاد آنها میشود که نتیجتاً فعالیت آنزیم های حیاتی میتوکندری, سلولهای سرطانی را از بین می برد و آنها دیگر نمی توانند و قادر نیستند که تولید انرژی را از طریق استفاده از گلیکولیز یا تخمیر قندها انجام دهند.

همچنین پاره ای از تحقیقات نشان داده است که یکی از دلایلی که سلولهای سرطانی ممکن است در مقابل شیمی درمانی مقاومت کنند این است که آنها شروع به تولید آنتی اکسیدان ویژه ای میکنند و این مورد

بیشتر برای سلولهای سرطانی ای اتفاق می افتد که
آنها به مرحلهٔ متاستاز و تبدیل شدن به نوع 4 سرطان
هستند. برخی از انواع سرطان ها, مانند سرطان
پانکراس به طور طبیعی تولید آنتی اکسیدان میکنند و
در این مرحله شکست سرطان لوزالمعده کمی دشوار
بنظر می آید که نسبتاً به احتمال زیاد به این دلیل
خواهد بود. یکی از نتایج خوب و مهّم این تحقیق این
است که مصرف آنتی اکسیدان ها به احتمال زیاد به
محافظت از سلول های سرطانی به خصوص در
سرطان های پیشرفته کمک میکند ضمن اینکه
همانطور که میدانیم و قبلاً توضیح دادم داشتن آنتی
اکسیدان ها برای بدن نیز ضروری است و عهده دار
محافظت از سلول های طبیعی در مقابل سموم
شیمیایی هستند.

آنزیمها و سرطان - بخش دوم.

اثرات آنتی اکسیدان

در حال حاضر اکثر باورها و تفکر سنتی مبتنی بر این است که آنتی اکسیدان ها توسط رادیکال های اکسیژن از آسیب رسیدن به دی ان اِ- جلوگیری میکنند و این منطق درست و خوب است چه البته این مورد فقط برای سلول های سالم طبیعی است, اما در تحقیقات جدید, استدلال میشود که وارد شدن رادیکال های اکسیژن در سلولهای سرطانی را به این دلیل می خواهیم که میتواند سلولهای سرطانی را از بین ببرد و استفاده از آنتی اکسیدان ها ممکن است از عملکرد داروهای ضد سرطان در از بین بردن سلولهای سرطانی جلوگیری کند. در ضمن توصیه میکنم که بیماران میتوانند ترکیبی از فورمولهای ضد آنتی اکسیدان ها و ضد سرطان استفاده کنند, به

عبارت دیگر, فورمولی که آنتی اکسیدان های موجود در سلولهای بدن را نیز از بین ببرد و یا از ایجاد آنها جلوگیری کند. در مورد سرطانهای پیشرفته, این مورد یکی از مهمترین مسئلهٔ حیاتی میتواند بشمار آید, با توجه به آمارها و داده های اخیر, بسیاری از بیماریهای سرطان در مراحل 2 و 3 و 4 که به درمان نزدیک نشده اند و بدون علاج مانده اند ناشی از ازدیاد و حجم بیشتر آنتی اکسیدان در بدن بوده است که بصورت دارویی و یا خوراکی استفاده شده است و آلان زمانی است که باید سئوال شود که آیا باید حقایق گفته شود یا کتمان بماند که استفاده از آنتی اکسیدان نه تنها به پیشگیری و درمان جواب نمیدهد بلکه سبب شدّت و تکثیر شدن هر چه بیشتر سلولهای سرطانی میگردد. من نمیگویم که از مصرف آنتی اکسیدان ها در زمانی که شما به بیماری سرطان

مبتلاء نیستید خودداری کنید, آنها در واقع برای

پیشگیری از بیماری سرطان, در قابلیت های ارتقاء

دهندهٔ سلامت و ضد پیری مورد نیاز هستند, اما

هنگامی که کسی به سرطان پیشرفته مبتلاست به

ویژه هنگامی که از مکملهای ضد سرطان که باعث

آسیب به سلول های سرطانی میشود استفاده میکند

بهتر است از مصرف آنتی اکسیدان ها خودداری

نماید. وقتی که از مکملهای ضد سرطان استفاده

میشود هر چیزی که در رژیم خوراکی مبتنی بر

خوراکی های طبیعی خواهید داشت مشکلی ایجاد

نمیکند ولی ویتامین – ث - از طریق خوراکی, یک آنتی

اکسیدان است و باید از مصرف زیاد و بیش از حّد آن

جلوگیری کرد, اما درمان با ویتامین - ث - داخل

وریدی, نه تنها مشکلی ایجاد نمیکند بلکه سبب

افزایش اکسیژن در بدن خواهد شد که سلول های

سالم را از دسترس هدف های سلولهای سرطانی

دور خواهد نمود و نا گفته نماند که ویتامین – ث - به اندازه کافی قدرتمند نمیتواند باشد که قادر به جلوگیری از پیشرفت سرطان شود. یکی از راههای جایگزینی و بی خطر برای جلوگیری از صدمه زدن شیمی درمانی به سلولهای سالم, حمایت از کبد باید باشد, به نحوی که بتوانیم از شرّ سموم شیمیایی در بدن خلاصی یابیم. این در درجۀ اول اهمیت قرار دارد چون هنگامی که سّموم شیمیایی توسط کبد حذف نشده باشد تجمع آنها در سلولهای سالم سبب آسیب دیده گی همۀ آن سلولها خواهد شد, در نتیجه زمانی که در مرحلۀ استفاده از شیمی درمانی هستیم پشتیبانی بسیار قوی از کبد بسیار مهم است. علاوه بر این، برای صدمه زدن به تمامی قابلیّت های تولید انرژی در سلولهای سرطانی, راهکاری وجود دارد که عملکرد آن, دادن گرسنگی و قطع ارتباطات انرژی

زایی سلولهای سرطانی است بطوری که منجر به مرگ آنها گردد. از آنجا که این اقدام مانع متاستاز و یا احتمال متاستاز سلولهای سرطانی را کاهش میدهد واضح است که بیشتر سلولهای سرطانی از تومور اصلی گرسنه و آمادهٔ مرگ حرکت کرده و از آن دور میشوند, به جهت اینکه تومور قادر به تولید انرژی مورد نیاز خود به اندازه کافی برای زنده ماندن نیست. بنا بر این فقط سلولهای سرطانی ای که قادر به تولید انرژی به اندازه کافی برای زنده ماندن باشند میتوانند تمام اعضای بدن را آلوده به سرطان نمایند.

زنده ماندن سلول های سرطانی در بخش های بزرگ تومور با توانایی شان برای پنهان کردن خود از سیستم ایمنی بدن, و یا آزادی شان از بند و تهاجم سیستم ایمنی بدن, آنها را مقاوم تر و مستحکم تر و منسجم تر

خواهد نمود که محققان راه های مختلفی که سلولهای سرطانی قادر به انجام این عمل هستند را کشف کرده اند.

سالهاست که محققان در مورد ارتباط بین سطوح کم آنزیم و بیماری سرطان در پژوهش های بعمل آمده صحبت کرده اند, در واقع استفاده از آنزیم در بعضی از روشهای درمانی برای بیماریهای سرطان در اروپا و همچنین در ایالات متحده توسط برخی از پزشکان نتایج نسبتاً خوبی داشته است. در اوایل سالهای 1900 در کشور انگلستان, استاد دکتر جان برد, کشف کرد که آنزیم های پانکراس, سلول های سرطانی را نابود میکنند. همچنین یکی از بهترین و درخشان ترین مشاهدات و دریافت های ایشان این بود که او متوجه شد که سلولهای سرطانی از نوع سلولهای بنیادی ای هستند که این سلولهای بنیادی با تغییرات انجام شده

در آنها غیر قابل کنترل شده اند. لذا با اقداماتی که انجام داد به این نتیجه رسید که پانکراس جُنین در حدود پنجاه و ششمین روز حاملگی شروع به کار و ترشح آنزیم میکند و این درحالی است که جُنین هیچ چیز و خوراکی ای را هضم نمیکند تا زمانی که به دنیا بیاید و تعجب ایشان این بود که چرا پانکراس در جنین این قدر زود شروع به کار میکند. ایشان سپس متوجهٔ این موضوع شدند که روزی که لوزالمعده شروع به تولید آنزیم ها کرد, درست روزی بود که جفت در حال رشد, رشد اش متوقف شد و انجام این عمل ثابت کرد که آنزیم سبب توقف رشد سریع جفت شده است, این نظریهٔ بسیار مهم او در مورد آنزیم ها و سرطان بعد ها سبب پیدایش راهکارهای متعددی در جهت مقابله با سرطان گردید که متعاقباً به فراموشی سپرده شد. به هر حال با توقف رشد جفت در جنین, بسیاری از سلولهای جفت -

پلاسنتال- در بدن ما باقی میمانند. هنگامی که این سلولهای جفت, امکان زندگی شان را از دست میدهند و از رشد باز میمانند, در زمانی دیگر میتوانند مجدداً شروع به رشد و فعالیت کنند و تبدیل به سرطان شوند چنانچه اگر آنزیم های پانکراس به اندازه کافی موجود نباشد. طبق معمول و عادات همیشگی مردم, در آن زمان جامعه پزشکی فکر میکرد که دکتر جان برد, دیوانه است و هزیان می گوید و گرفتاریهای بیشماری بر سر راهش قرار دادند و زندگی را برایش تلخ نمودند. امّا در حال حاضر و حدود بیشتر از صد سال, بعد از آن همه زحمات و مشقات فراوانی که عالیجناب دکتر جان برد متحمل شد, تکنولوژی و فن آوریهای جدید تأیید کرده است که این سلولها وجود دارند. در حدود سال 1911 بود که ایشان آنزیم های پانکراس را برای

متوقف کردن سرطان در موش مورد آزمایش قرار داد و نتیجه اش با موفقیت به انجام رسید. دردناک ترین مسئله ای که برای ایشان اتفاق افتاد این بود که متأسفانه با ادامهٔ بی مهری همکاران و سخت گیریهای ابلهانهٔ سازمان بهداشت محله و عدم درآمد, ایشان در تنگدستی و گمنامی درگذشتند که یادشان همواره برای من گرامی است. چند دهه بعد, دکتری بنام کلی, که به بیماری سرطان مبتلا بود در مورد کار و آموزش های عالیجناب دکتر جان برد مطالعه نمود و خود را از بیماری سرطان با استفاده از روشها و تجربه های ایشان درمان کرد و سپس شروع به درمان بسیاری از بیماران مبتلاء به انواع بیماریهای سرطان نمود که اکثر قریب به اتفاق با موفقیت همراه بود, سپس چندی بعد دکتر گونزالس به بررسی عملکرد و اقدامات دکتر کلی, اقدام کرد وعملیات او را مورد تأیید و تحسین قرار داد. دلیل اصلی سطوح کم آنزیم

ها در بدن معمولاً این است که ما بیشتر خوراکی های سوزانده و سوخته و فرآوری شده مصرف میکنیم.

دستگاه گوارش تمام حیوانات و همچنین انسان بطور طبیعی برای پردازش مواد غذایی خام طراحی شده است. مواد غذایی اولیهّ, زمانی که آمادهٔ برداشت شد دارای آنزیم هایی میباشد که این آنزیم ها کمک به شکستن همان مواد غذایی میکند که در آن مستتر است, خوراکی ها معمولاً در قسمت فوقانی معده به مدت 30 تا 45 دقیقه قرار می گیرند, لذا وجود آنزیم ها در مواد غذایی به شکسته شدن سریع آنها کمک میکند و سپس در قسمت پایین معده, لوزالمعده با دفع آنزیم بیشتری, آن مواد خوراکی را آماده تحویل به روده کوچک مینماید.

آنزیمها و سرطان – بخش سوم

آنزیمها و سمّوم

آنزیم ها از بین میروند هنگامی که خوراکیها بوسیله حرارت پخته شوند و یا خوردنی ای که قبلاً آماده شده باشد. این نوع مواد خوراکی خورده شده در قسمت فوقانی معده هضم نخواهد شد, لذا وقتی که وارد قسمت تحتانی معده میشود دو چیز اتفاق می افتد که به توضیح آن می پردازم. نخست برای شکستن بیشتر مواد خوراکی, پانکراس باید آنزیم های اضافی تولید کند که اغلب در این قسمت تنها بخشی از مواد غذایی هضم میشوند.

دوم اینکه پانکراس بعد از دهها سال کار کردن و فعالیت در نهایت قادر به تولید آنزیم به مقدار کافی نخواهد بود. بنابراین بواسطۀ توسعۀ کمبود و سطوح

کم آنزیم از انواع آنزیم ها, بدن نمیتواند به طور طبیعی سلولهای سرطانی را با استفاده از آنزیم ها از بین ببرد.

علاوه بر این, مقداری از مواد خوراکی که بطور کامل هضم نشده نیز اغلب وارد سیستم خون میشود به خصوص اگر شخص مبتلا به التهابات ناشی از بیماریهایی مانند سندرم روده و زخم و دیگر بیماریهای مرتبط با روده باشد. این خوراکی نیمه هضم شده و جذب آن توسط روده به عنوان یک سّم در سیستم خون خود نمایی خواهد کرد و سیستم ایمنی بدن نیاز دارد که از آن خلاصی یابد و این موضوع فشاری اضافی و مضاعف بر روی عملکرد سیستم ایمنی بدن خواهد گذاشت که در حال حاضر بخاطر بیماری سرطان و مبارزه با آن در حالت ضعف قرار دارد. مطالعات نشان داده اند که سیستم ایمنی

بدن, ماحصل مواد خوراکی پخته شدهٔ نا سالم را که خورده شده است, تحت عنوان یک عامل سمٌی تلّقی میکند و در جهت مبارزه و نابودی و دفع سریع آن از بدن, با فرستادن سلول های سفید خون در تلاش برای خلاص شدن از آنها خواهد شد. مصرف یک مکمّل آنزیم گیاهی با کیفیت مطلوب و نه تجارتی, بهمراه خوراکی روزانه, که دارای سطح بالایی از پروتاز, لیپاز و آمیلاز باشد, میتواند به تجزیهٔ خوراکی و هضم پروتئین, چربی و کربوهیدرات در قسمت فوقانی معده کمک کند. لازم و ضروریست که پانکراس را مجبور به تولید اضافی آنزیمها نکنیم و در این شرایط, طعام بهتر نیز هضم میشود. در این رابطه باید این توّجه را داشته باشیم که مکمّل های پیشنهادی من ممکن است که در بازار و یا در مکانهای بخصوصی عرضه و یافت شود ولی مطمئناً محتویات کپسول های آنها دقیقآ دارای فورمولی تجارتی

خواهند بود که ارزش چندانی نخواهند داشت و در ارزشیابی فورمولی همانطور که قبلاً عنوان و تشریح کردم در پایین ترین درجه و نزدیک به صفر قرار دارند, این نوع از مکملهای صرفاً تجارتی, نسبتاً ارزان قیمت هستند و جنبهٔ سود آوری برای فروشنده دارد و بعضی از بیماران بدون توّجه به مورد فوق و عدم اطلاع و صرفاً بخاطر صرفه جویی اندک, با تهیهٔ این نوع از مکملها، بدن بیمار خود را بیشتر در معرض خطر قرار میدهند و دقیقاً به همین دلیل است که مراجعه کنندگان من در اوائل زمان و در ابتدای شروع برنامهٔ سلامتی خود، آثار بهبودی و توفیق در تأمین سلامت را در خود حس میکنند. همچنین مهم است که مصرف آنزیم در میان وعده های طعام و زمانی که معده خالی است باشد. نتایج تحقیقاتی که من داشته ام نشان میدهد که آنزیم هنگامی که به این

شیوه استفاده شود سریعتر به جریان خون رفته و
عمل پاک کننده گی را آغاز میکند و در این فرآیند
هضم سلولی, کشتن سلولهای سرطانی را نیز هدف
قرار میدهد, ضمن آنکه انجام عمل باز کننده گی
سلولهای قرمز خون چسبیده بهم را بعهده میگیرد,
همچنین در تعدیل و باز کردن خوشه های سلول های
قرمز خون مسدود شده در مویرگ ها و افزایش
گردش خون بطوری که سلول بتواند بدرستی از
اکسیژن و نوتریشن مورد نیاز استفاده کند امری
حیاتی ایفاء مینماید.

تومور سرطان در جهت کمک و محافظت از خود در
مقابل سیستم ایمنی بدن, یک پروتئین فیبرینی ضخیم
بدور خود تولید میکند و این عمل به تومور سرطان
کمک میکند که اهرم چسبنده گی را در هر جا که لازم
باشد داشته باشد. آنزیمها در جریان خون میتوانند در

هضم و حلّ این پوشش فیبرینی سرطان بسیار مؤثر باشند, همچنین باید در زمانی که معده خالی است مصرف شود بطوری که آنها بتوانند وقتی که در بدن وارد شدند به هضم سلولهای سرطانی بپردازند, برای کمک به درمان بیماریهای سرطان, مقدار زیادی از آنزیم های پانکراس سالم لازم است و همچنین اگر مقداری هم بهمراه طعام مصرف شوند دیگر پانکراس احتیاجی به تولید اضافی از آنزیم ها برای هضم خوراکی خورده شده ندارد و این استراحت و بازسازی به این عضو اجازه میدهد تا لوزالمعده در موقعیت فعال و عادی خویش آنزیم بیشتری برای بدن در جهت مبارزه با سرطان ارسال نماید. آنزیمهای طبیعی ای که توسط بدن تولید میشود طبیعتاً مؤثرتر از هر مکمل آنزیم خواهد بود.

فرایند لاغری و کاتابولیک, تحلیل و از بین رفتن
بافتها, ماهیچه ها ومرگ تدریجی بدن

سمّوم و ضایعات میتوانند در مراحل پایانی بیماریهای
سرطان, ایدز و دیگر بیماریها بطور جدّی خود را نشان
دهند. این مسئله یکی از عللّ عمدهٔ مرگ در بیماران
سرطانی در واپسین حیات است, مهّم نیست که چه
مقدار کسی میخورد، چه مقدار خوراکی و نوتریشن
درست دارد و یا چه مقدار وزن و توده عضلانی از
دست میدهد. در حقیقت بدن در این مرحله قادر به
سوخت و ساز و یا ساختن پروتئین نیست. اخیراً
دریافته ایم و تحقیقات نشان میدهد که چرا این اتفاق
می افتد. در نتایج بررسی ی آزمایش و مطالعات
زیست شناسی مشخص شده که مراحلی باعث این
اتفاق میشود و آن اینست که پروتئینی در سیستم
ایمنی, مانع تولید آلبومین میشود و میزان پایین

آلبومین, بحرانی در ساخت پروتئین در کبد بوجود می آورد که این مسئله یک موضوع اصلی از هدر رفتن پروتئین در کبد خواهد بود. همهٔ اینها در نتیجهٔ ایجاد استرس و اکسیداتیو در سلولهای کبد و همچنین ملحق شدن مولکول فسفر اضافی به پروتئینی به نام بتا - سی- ای بی پی - خواهد بود. این فسفر اضافی باعث میشود که پروتئین بتا - سی- ای بی پی, هستهٔ سلول را ترک نماید و به سیتوپلاسم وارد شود, جایی که در آن دیگر نمیتواند آلبومین تولید کند, جایی که در آن - دی ان اِ وجود ندارد که به آن ملحق شود. این بدان معنی است که هستهٔ سلول دیگر نمیتواند پروتئین داشته باشد و تولید آلبومین را به انجام برساند و این عدم توانایی در تولید آلبومین منجر به هدر رفتن عضله و کاهش وزن میشود. محققان چندین راه حل برای متوقف کردن این مسئله پیدا

کرده اند, یک راه, استفادهٔ صحیح و مشروط از آنتی اکسیدان است به ویژه آنهایی که بتوانند در کبد متمرکز شوند و مسدود کنندهٔ مجموعهٔ اتفاقاتی بشوند که منجر به مهاجرت بتا سی ای بی پی - از هستهٔ سلولهای کبدی به سیتوپلاسم میشود. در حقیقت اگر ما بتوانیم جلوگیری از پیدایش استرس اکسیداتیو کنیم, همهٔ اتفاقات ناگوار بدن را میتوانیم به حالت عادی بر گردانیم و اگر بتا سی ای بی پی در هسته سلول باقی بماند میتواند در تماس با دی ان اِ- آلبومین را تولید کند.

همانطور که تشریح کردم, محافظت از کبد و عادی سازی عملکرد آن به روند معکوس و یا متوقف کردن هدر شدن پروتئین می انجامد و اگر عمل توقف دهندهٔ را انجام ندهیم, نمیتوانیم امیدوار به این باشیم که روش درمانی انتخابی مان با موفقیت همگام

خواهد شد. بهر حال با هدر رفتن پروتئین و کاهش سریع وزن طبیعی, مرحلهٔ پایانی عمر خودنمایی میکند و در این زمان شانس برگشت به بهبودی و زندگی بسیار دشوار و شاید, غیر ممکن خواهد بود.

خوشبختانه مجموعه ای از فورمولهای انحصاری برای توقف اتلاف کاتابولیک وجود دارد وموارد‌ی بوده و هست که مصرف گننده گان توانستند آثار بهبودی را طی چند هفته متوجه شوند. مدت زمان استفاده و پیگیری برنامهٔ ضد سرطان و مواظبت از سلامتی حداقل دو ماه خواهد بود تا از به هدر رفتن پروتئین و وزن طبیعی بدن بطور کامل جلوگیری شود ضمن آنکه از دیگر فورمولهای مکمّلهای ضد سرطان در دوزهای پیشرفته در این مرحله نیز استفاده میکنیم.

آنزیمها و سرطان - بخش چهارم

فورمولهای گیاهی باز سازی کنندهٔ بدن

افزایش و کثرت مواد معدنی موجود در بعضی از گیاهان بستر دریا و دریاچه ها که عصارهٔ آنها در محلولهای ضد سرطان استفاده میشود آن تحریک پذیری لازم در سلولها را جهت بازسازی طبیعی خودشان فراهم مینماید بطوری که بسیار قوی و منظم اعمال بازسازی سلولی توسط خود سلولها انجام شود. در کبدی که با مسئلهٔ فقر پروتئین و هدر رفتن آن مواجه است, نیازهای تعمیری باید به گونه ای باشد که کبد بتواند دوباره مثل گذشته و یا مانند سنین جوانی شروع به پردازش دوبارهٔ پروتئین کند, و این بازسازی مهّم با این مکمل اتفاق خواهد افتاد. محلولی که در بدن با ایجاد و تقویت فرکانس های خاص ارتعاشی و تولید انرژی لازم, به نوبهٔ خود در

بازسازی و تعمیر روند اصلاحات سلولی در کبد و سایر اعضاء و کل بدن در شرایط مرگ و زندگی نقش اساسی ایفاء مینماید و پیام آور سلامتی و زندگی مجدد خواهد بود. مصرف 2 قطره کوچک از قطره چکان سه بار در روز برای مدت 2 تا 4 ماه کفایت میکند و آنرا در اختیارتان قرار خواهم داد.

تأمین پروتئین از دست رفتهٔ ناشی از عدم ساخت آن و بدست آوردن تعادل وزن طبیعی در واقع نشانگر این میتواند باشد که کبد از عملکرد ضعیف خود خارج شده است و در فعالیت منظم بسر می برد در عین اینکه پروتئین خوراکیهای قبلی که قبلاً بطور ناقص هضم و جذب شده بودند بوسیله اعضاء بدن مورد استفاده قرار میگیرند بدون این که کبد نیاز به تبدیل بیشتر اسیدهای آمینه به پروتئین داشته باشد.

شربت مایع مذکور دارای دو عملکرد اساسی است.

اولین آنست که دارای منبع غنی ای از پروتئین گیاهی است که توسط گیاه از پیش پالایش و هضم شده است که بدن احتیاج به پردازش آن ندارد, بنابراین بدن میتواند شروع به ساخت عضلات کند.

در دومین عملکرد, چون حاوی مواد تعمیری برای تحریک و تعمیر کبد و سلولهای سرطانی است, لذا این مورد نیز در عادی سازی عملکرد سلول سرطانی کمک میکند ضمن اینکه بعضی از سلولهای سرطانی را مجبور میکند که با مرگ طبیعی از بین بروند و بمیرند.

انرژی برای گسترش بیماری سرطان و یا مکمل های پر انرژی برای مبارزه با سرطان. کدام یک باید انتخاب شود؟

امروزه اندیشه و کار بر روی افزایش انرژی ای که توانایی بدن را در مبارزه با سرطان و بهبود سلامت, قدرت به بخشد مانند انرژی در سنین کودکی و جوانی, همچنان ادامه دارد. در نتیجه, مبارزه با سرطان از طریق انرژی به نظر میرسد کاری مفید باشد اما حیاتی نخواهد بود, اگر چه این تفکر ممکن است ما را امیدوار نماید. فیزیک کوانتوم ثابت کرده است که همه چیز در اصل انرژی بود و هست, پس چرا از اصول اولیه استفاده نکنیم. قبلاً رویاء و تصورات بهداشت عمومی مدرن در مورد آیندهٔ مکملها و داروهای انرژی و چگونگی استفاده از آنها در طب این بود که در قوی ترین شکل کیفیت درمانی باشند و در حال حاضر این چشم انداز در حال بوقوع پیوستن است. کمی قدیمتر, محصولاتی مانند ظرف تصفیه آب و ظرف حاوی محلول انرژی مطرح بود که این

انرژی سبب افزایش ارتعاش سلولی باشد, نوشیدن چنین آبی توصیه میشد به این جهت که, چون سلولهای سرطانی دارای لرزش و ارتعاش بسیار پایین هستند لذا در انرژی های بالا, سلولهای سرطانی کارشان میتواند مختل شود. آن محصولات در آن زمان نسبتاً خوب بود اما کفایت نمیکرد و نمیتوانست کار را بانجام برساند. در سال 2008, با ساخت و آماده شدن یک سری از مکملهای افزایش دهندهٔ قدرت فرکانس بدن, استفاده از فرکانس های پر انرژی برای مقابله با سرطان در حال حاضر امکان پذیر گردید. مکملها و کپسولهایی که نه تنها در مبارزه با بیماریهای سرطان بلکه در سایر بیماریهای لاعلاج نیز موفقیت و قدرتمندی خود را در شکست چنین بیماریهایی به اثبات رسانده و کار مراکز و بخشهای درمانی عمومی را سهل و آسان نموده اند بطوری که این مراکز تصور مینمایند که بر اثر اقدامات آنها بوده که بیماری

بیمارانشان تحت کنترل درآمده و آنها با سلامت به زندگی روزانه شان برگشته اند, که در این زمینه نیز چنین موفقیّتی را بحساب آمار کارشان گزارش میکنند, و حال اینکه پرسش این خواهد بود که اگر چنین است چرا فقط درصد کمی از بیمارانشان بهبود می یابند و اکثریت آنها پس از چندی زندگی را بدرود میگویند و آن غیر از این نمیتواند باشد که آن چند درصد از بیماران جزء عاقلان هستند و با استفاده از کمکهای ارزشمند و بیدریغ بعضی از همکاران دانشمند متخصص طبیعی درمانی ما در سراسر جهان به موفقیت در درمانشان رسیده اند. شکی نیست و تحقیقات نیز نشان داده است که آب, ارتعاش دهنده فرکانس های انرژی در بدن است و ساختمان فورمولی مکملهای مورد بحث قادر خواهد بود که در این فرکانس های انرژی, تمرکز و ایجاد ثبات بیشتری

بوجود آورد, عمل معجون و مکمل اساساً ارائه پیام و دستور به سلولها است و بستگی به ارتعاشات درون سلولی دارد که باید تحریک و تحت تأثیر در پاسخ به روش های گوناگون قرار گیرد. این اعمال اساساً شبیه ذات روش هومیوپاتی و نحوۀ انجام آن است. اما تفاوت اصلی در چگونگی نوع انرژی ای است که معجون مورد بحث در بدن ایجاد میکند و این واقعیتی است غیر قابل کتمان که ایجاد چنین انرژی ای در بدن, توانایی زیادی برای تحریک و استقامت بدن در شکست بیماری و بهبود سلامت را به ارمغان خواهد داشت. حیات سلولهای جانوران متکی به الکتریسته است و قبل از اینکه ویتامین ها, مواد معدنی, آنزیمها و دیگر اجزای مولکولی بتواند نقش مهمی در تسهیل سلامت انسان داشته باشد این الکتریستۀ سلولها هستند که سبب بقاء و عملکرد وعمر طبیعی سلولها میباشند.

با توجه به وزن و قد, انسان حدود چند ولت برق و انرژی در بدن تولید میکند و این انرژی توسط مغز برای ارسال سیگنال و دستورات, مورد استفاده قرار میگیرد و همچنین توسط قلب در جهت پاسخ به تحرکات لازم و نیز برای برقراری ارتباط همهٔ سلولهای بدن با یکدیگر به منظور تسهیل امور سلولی و بقاء. عموماً کاهش فعالیت الکتریستهٔ سلولی در اغلب بیمارانی که در مراحل رو به پایانی زندگی خود قرار دارند به آسانی قابل مشاهده است.

استراتژی سرطان شماره 9

سم زدایی, انرژی و سرطان

با افزایش سطح انرژی الکتریسته در بدن, فعالیّت

الکتریستهٔ بدن با فرکانس های پر انرژی به تکامل میرسند و به طرز واقعی و طبیعی, ارسال پیامهای سلولها به یکدیگر باعث تحریک, بیداری و واکنش سیستم ایمنی بدن و سایر اعضاء خواهد شد, بعلاوه این انرژی میتواند عملکرد سلولهای سرطانی و دیگر عوامل بیماری زا را مختل کرده و از بین ببرد.

با اهمیّت ترین فورمولهای گیاهی که با افزایش سطح انرژی الکتریسته در مبارزه با سرطان با موفقیت عمل کرده اند داروهای پر انرژی ای بوده اند که از گیاهان طبیعت جنگلی و کوهستانی و همچنین از بستر دریا ساخته شده اند و همچنان نوشتن فورمول های جدیدتر از یافته های جدید گیاهی در جهت بهبود در فن آوری های انرژی زا ادامه دارد. در سم زدایی بدن معمولاً از فورمولهایی استفاده میکنیم که برای حمایت از سم زدایی باشد نه آن فورمولهای تجارتی

بازاری که از مواد غیر مفید ساخته شده اند و معمولاً در بدن تبدیل به سم میشوند و به حجم سمّوم ما اضافه میکنند. بازتاب عمل فورمولهای خوب سم زدا سبب تحریک و باعث بهبود عملکرد کبد، کلیه ها و اندام های دیگر که نیازمند سم زدایی هستند نیز میشود. همانطور که قبلاً در سطور گذشته توضیح دادم, مواد سمّی بیش از حد میتواند از عوامل عمدهٔ ایجاد بیماری سرطان بشمار آید. اشخاص بیمار نیز ممکن است در آینده بدلیل استفاده از شیمی درمانی بدنی مسموم تر داشته باشند و بدن نیاز دارد با کمک کبد از شّر آن سموم خلاص شود ضمن آنکه کبد خود نیز نیاز به حمایت مضاعف دارد. علاوه بر آن, سلولهای سرطانی مرده و از بین رفته سمّی هستند و کبد میتواند به راحتی انبوهی از آنها را دریافت کند, در نتیجه کبدی مملو از زیادی مواد

سمّی, عامل گسترش زیادی سموم در بدن میشود که میتواند منجر به مرگ شود. مکمل و فورمول گیاهی یاد شده با همراهی آب فراوان در بدن, باعث افزایش ایجاد انرژی ارتعاشی در بدن خواهد بود که همگام با متعادل شدن انرژی, استفادهٔ بهتر و بیشتر از مواد مغذی در جهت تعادل افزایش سطح آن در بدن هماهنگ میشود. نهایت انجام این روش, تسهیلی در از بین بردن مازاد اسیدها از سلولهای اندامهای سم زدا نیز خواهد بود و در زنان, نسبت به کاهش تولید استروژن در مقابله با سرطان های هورمونی مانند سرطان سینه بسیار کمک خواهد کرد و بدلیل نداشتن عوارض جانبی بعنوان یک مهار کنندهٔ مؤثر و درمانگر, محسوب میشود. بنابراین اگر در مراحل پیشرفتهٔ بیماری سرطان, کبد در شرایط خطر قرار گیرد, سود اصلی این روش, تجهیز افزایش پاسخ سیستم ایمنی بدن نسبت به بیماری سرطان خواهد

بود که آن توانایی لازم را برای تحریک شفاء در کبد ایجاد کند. در چنین شیوهٔ مبارزه و روش عمقی و ریشه ای, این امکان به اندازهٔ کافی برای زنده نگه داشتن هر چه بیشتر فرد بیماری که جواب منفی شنیده است وجود دارد که با استفاده از زمان کم باقیمانده, به طرز چشمگیری به ضربه زدن به بیماری سرطان بپردازد و در حقیقت بعوض ناامیدی و دست کشیدن از ادامهٔ درمان, شرایط بدنی بیمار بطور وارونه و بر عکس مهیّا شود تا کم کم نیروی شفاء و انرژی زندگی در همهٔ اندامهای بدن فرد مبتلاء به سرطان با قدرت بیشتر خود را نشان دهد و سلامت در تمام جنبه های جسمی, روانی و عاطفی پدید آید.

فورمول این داروها بر اساس مجموعه ای از مطالعات مدرن و مبتنی بر مدلهای درمانهای باستانی و بر پایهٔ انرژی و ارتعاشات ظریف جهت تخلیهٔ بیماری و آثار

آن است. هزاران سال است که انرژی درمانی در بسیاری از سنتهای فرهنگی در سراسر جهان از طریق طیف گسترده ای از روشها و تکنیک های تنفسی و حرکتی مانند تفکر و مراقبت, طب سوزنی و درمان های گیاهی طبیعی استفاده میشود. در مجموع هر کدام از روشهای انرژی ذکر شده در بالا, بنوعی و در مواردی بوجود آورندۀ تحّرکات چشمگیری از بهبودی در بعضی از بیماریها بوده است چنانچه فورمولهای ابداعی گیاهی خاص در سالیان اخیر توانسته اند بواسطۀ انتقال انرژی ظریف به سلول ها با هدایت از طریق ارتعاش, بر بسیاری از بیماریهای منتهی به مرگ غلبه نمایند.

یکی از آثار سلول زنده, لرزش و ارتعاش سلولی است که اهمّیت آن نمیتواند اغراق و غلوّ باشد, انرژی ظریف با سلولها ارتباط مستمر و دائمی دارد و آنها را

قادر به انجام ساختار و عملکرد میکند. ارتعاشات در اصل پایهٔ کُد و علامت رمزی است که چگونه انرژی توسط سلول استفاده شود.

عمل شیوهٔ گفته شده در سطور بالا, سلولها را تشویق میکند برای خالی کردن خود از مواد سمّی و ایجاد الگویی جدید و مناسب برای شروع تعمیرات و پشتیبانی از سلامتی در تمام سطوح جسمی, روانی و عاطفی. تأثیر این تغییرات در ساختار شیمیایی سلولها و اجزای درون سلولی, پایه گذار و بازسازی کنندهٔ مدل جدیدی از سلامت مورد نیاز خواهد بود, کار و عملکرد روش مورد اشاره در سیر نزولی و صعودی انرژی در ستون فقرات و چاکراه ها مؤثر میباشد و مهمتر از آن, کمک و تأثیر آن بر عملکرد قلب است بنحوی که با تنظیم ارتعاش تمام سلولهای کانال ویژه ای که در بین برآمدگی و چین خورده گی در

دهلیزهای قلب و قسمت بالایی آن قرار دارد, عملکرد ضربان قلب را که شدیداً به این ناحیه از قلب وابسته است را مورد حمایت قرار میدهد. لازم بیاد آوری است که فشار انرژی الکتریکی طبیعی ساخته شده در این بخش کوچک از قلب, از فشار انرژی در سیستم عصبی و مجموعه سلولهای دیگر بیشتر است. همچنین روش مذکور در پشتیبانی از انرژیهای تبدیل شده در بدن که از سیستم هورمونی حمایت میکنند سهم بسزایی خواهد داشت ضمن اینکه سیستم هورمونی نیز در هدایت و کنترل اعمال سیستم ایمنی بدن در بازگشت به سلامت نقشی حیاتی بعهده دارد مانند پشتیبانی از قابلیت های سیستم لنفاوی در انجام سم زدایی بدن برای حفظ نمودن آب مورد نیاز در واحد های سلولی و اطراف آن, بعضی از فرمولهای مکملها باعث میشوند که جریان انرژی و حیات در بدن تقویت و یکپارچه شود.

هر سلول توسط گرداب کوچکی از آب و انرژی از طریق کانال ها و مراکز در بدن حرکت میکند تا انرژی زندگی و حیات لازم برای رسیدن به داخل سلول ها تنظیم شود که در اینجا من چند سلول و گرداب را نقطهٔ انرژی مینامم. در طب قدیمی چینی که بر گرفته شده از طب ایران باستان است هر نقطه از آنها نقاط اکوپانچر و یا چاکرا انرژی هستند, اگر بتوانیم این جریان انرژی را تا 50 درصد بهبود به بخشیم میتوانیم امیدوار باشیم که پنجاه درصد دوم جریان انرژی سلولی در بدن خود به خود تعمیر یافته و افزایش نیروی زندگی تأمین خواهد شد. همچنین موضوع مهم دیگری که باید به آن پرداخته و اشاره شود جلوگیری از انرژی هایی است که سبب مختل کردن انرژی های طبیعی بدن میشود. تحقیقات نشان داده و ثابت نموده است که تأثیرات آنها در حیوانات

و انسان منجر به پیدایش انواع بیماریهای سرطان میشود. بعنوان نمونه قرار گرفتن در معرض میدانهای الکترومغناطیسی است که توسط دستگاههای الکترونیکی ایجاد میشود مانند تلفن های دستی و بی سیم, صفحه نمایش کامپیوتر و مایکروویو که از بزرگترین مجرمان این میدانها بشمار می آیند, حتی رادیوی ساعتی در کنار تختخواب نیز میتواند بدن را در معرض سطوح ناسالم انرژی قرار دهد, البته اتومبیل و دستگاهای الکترونیکی آن نیز در مقیاس کمتری در ردیف این میدانها قرار دارند. تشعشع انرژی از تلفن های دستی بدون اغراق میتواند حصار و دیوارۀ حفره های خونی مغز را از بین بردن ببرد. این حفره ها معمولاً از ورود سموم به بافت مغز جلوگیری میکنند, در چنین شرایطی, ورود مواد سمّی به مغز باعث صدمه و آسیب دیده گی مغز خواهد شد. یک مطالعه و تحقیق در سوئد نشان داده است که

مصرف بیش از حد از تلفن های جیبی باعث افزایش
240 درصدی تومورهای مغزی در آن ناحیه سر که در
تماس با تلفن قرار دارد خواهد شد. در این تحقیق
مشخص شد که استفادهٔ زیاد و بیش از دوهزار
ساعت و یا در حدود یک ساعت استفاده در روز برای
مدت ده سال میتواند شدیداً خطرناک باشد. برای
جلوگیری از این صدمات, دو روش را به شما پیشنهاد
میکنم, نخست آنکه زمان استفاده از تلفن دستی به
حداقل کاهش یابد و قرار گرفتن در معرض پرتو و
نور آن محدود و حدّاکثر نزدیک به صفر شود و یا از
وسائلی استفاده کنیم که گیرندهٔ چنین انرژی ای
باشند که تابش اشعه و میدان انرژی تلفن به بدن
وارد نشود, اما اگر این ها برایتان غیر ممکن است
میتوانید درجهٔ روشنایی صفحه تلفن را در حداقل
تثبیت کنید و یک روکش مهار و خنثی کننده ی تابش

اشعه روی صفحه ی تلفن دستی نصب نمایید. بسیاری از پزشکان امور بهداشت و درمان طبیعی در اروپا, وجود مناطق جغرافیایی انرژی را بعنوان یکی از عوامل ایجاد سرطان می شناسند, بعبارت ساده تر, منظور از انرژیهای ناسالمی است که در زمین پراکنده هستند. مثلاً یکی از آنها جریان های انرژی زیرزمینی است چه بصورت طبیعی و یا توسط صنعت انسانی, که ایجاد کنندۀ اصطکاک است و نوعی از انرژیهای خطرساز و غلط را بوجود می آورد. دومی مربوط به سازندگان و توسعه دهندگان محصولات انرژی و الکتریک در هوا هستند که هر دو مورد در پیدایش بیماری سرطان مؤثرند. نتیجۀ یک مطالعه و تحقیق در انگلستان حاکی از آنست که کولی ها و مهاجرین فصلی, حتی با داشتن رژیم خوراکی بد و علاقه به مصرف سیگار خیلی کمتر در معرض ابتلاء به بیماریهای سرطان قرار دارند زیرا آنها همیشه در حال حرکت هستند و در یک منطقه

بخصوص که دارای میدانهای انرژی هوایی یا زیر زمینی باشد زندگی نمیکنند و نمی خوابند. بهترین کار در مورد جلوگیری از اشعهٔ تلفن های دستی این است که از تلفن دور بمانیم و اگر مجبور به استفاده از آن باشیم می توانیم تلفن را مجهز به روکش ضد اشعه کنیم, طبق انرژی تست های بعمل آمده در ژاپن, این روکش ممکن است بتواند در حدود 85 درصد از تابش اشعه های مضر الکترومغناطیسی جلوگیری کند و درحین استفاده و در نزدیکی گوش نیز اشعهٔ آن چیزی در حدود 50 درصد خواهد بود, حتی استفادهٔ کم و در زمان های کوتاه از تلفن جیبی نیز میتواند به دی ان اِ سلولها در مغز آسیب برساند. چشم نیز بدلیل نزدیکی به ناحیه گوش و همچنین دیدن صفحهٔ تلفن از این امواج مصون نخواهد بود.

مطالعهٔ انجام شده در دانشگاه واشنگتن نشان داد که

حتی قرار گرفتن در معرض سطوح پایین تر فرکانس های رادیویی و میدانهای الکترومغناطیس نیز سبب آسیب به - دی ان اِ - سلولهای مغز خواهد شد که منجر به از دست دادن حافظه در کوتاه مدت و بلند مدت و آهستگی در یادگیری میشود. همچنین استفادهٔ مستمر و دراز مدت نیز سبب آسیب دیده گی هر چه بیشتر دی ان اِ سلولها بطور دائم خواهد شد.

چند سال پیش, یک پژوهش انجام شده در دانشگاه ایالتی پنسیلوانیا نشان داد که قرار گرفتن در معرض شعاع فرکانسهای الکترومغناطیس, هیچ اثر تخریبی ای در چند دقیقه اول در بدن ندارد و پس از آن تخریب میکروبی با استفاده از عوامل میکروبی حاضر و آماده در بدن بصورت فوواره ای و افشان شروع میشود. اندازه و سطحی که در آن آسیب اتفاق می افتد

نشان داده که بسیار پایین تر از یک وات بر کیلوگرم بدن است و یا حداقل چیزی کمتر و یا بیشتر از پنجاه وپنج هزارم وات بر کیلوگرم که بسیار پایین تر از قدرت هر تلفن بیسیم است.

برخی از پزشکان بهداشت و درمان طبیعی ادّعا میکنند که در طول زمان و استفادهٔ گسترده تر از تلفن های دستی در دنیا, بیماری سرطان مغز همه گیر خواهد شد. بطور نمونه یکی از این بیماریها, بیماری اوتیسم در کودکان میتواند باشد که در حال شکل گیری و همه گیر شدن است. تلفن های دستی همچنین میتواند حاوی سطح وسیع و خطرناکی از میکروب ها و باکتریها باشد. وجود باکتری ایکولای و نظایر آن در تلفن های دستی ممکن است که شوخی بنظر آید مانند اغلب مردم که چنین فکر میکنند, امّا به طور متوسط استفاده کننده گان تلفن های دستی, تلفن

خود را در مکان های مختلف مورد استفاده قرار میدهند که آن مکانها میتوانند آلوده به میکروب و سایر موارد غیر بهداشتی باشد. در سال 2011, پژوهشگران در دانشکده بهداشت کوئین مری دانشگاه لندن بر اساس تحقیقاتی, نشان دادند که از هر شش تلفن جیبی یک تلفن آلوده به مدفوع و ادرار است, این احتمالاً به خاطر آنست که صاحبان آنها دست های خود را پس از استفاده از توالت با صابون خوب تمیز نمیکنند و یا تلفن را در مکانی در توالت می گذارند که منجر به آلودگی آن میشود, این آلوده گیها میتواند منشاء بسیاری از بیماریها باشد که علائم آن از جمله تب, استفراغ و اسهال خواهد بود.

اخیراً گروهی از دانشجویان دانشگاه کلمبیا, در درس بهداشت محیط, بدنبال پیدا کردن نام میکروب هایی بودند که در تلفن های دستی زندگی میکنند. برای

نمونه گیری, آنها از شصت نوع تلفن های مختلف
متعلق به دانشجویان استفاده کردند و سپس
دریافتند که تلفن ها آلوده به- متی سیلین –
استافیلوکوکوس – بودند. عفونت های پوستی, آبسه
دردناک, عفونت شدید در جریان خون و استخوان ها
و مفاصل, عفونت زخمهای پس از جراحی و دریچه های
قلب و ریه ها از نتایج این نوع از باکتریها ممکن است
محسوب شوند.

دکتر هامر, انکولوژیست آلمانی پس از چند سال
تحقیق بر روی نتایج حاصله از مطالعات درمانی ی
حدود چهل هزار نفر از بیماران در دنیا, نظریه ای ارائه
داده اند مبنی بر اینکه بسیاری از بیماریها سرچشمه
ای از یک شوک یا ضربه عاطفی دارد که بطور ناگهانی
بر شخص وارد میشود و در همان لحظه مسبب ایجاد
یک برخورد غیر منطقی سلولی در یک منطقه از مغز

میگردد یعنی انرژی مضاعف وارده بر سلول که نتیجهٔ
آن یک ضایعه به نام کانون دکتر هامر خواهد بود که
در اسکن مغز و ام آر آی به عنوان مجموعه ای از حلقه
هایی که دارای مرکزی واحد هستند قابل مشاهده
است. سلولهای مغزی این کانون هامر که دارای
ضایعات هستند با ارسال سیگنال های بیوشیمیایی به
سلولهای مجاور و مقابل و یا به سایر سلولهای بدن,
باعث رشد تومور و یا یک بحران بافتی و یا از دست
دادن عملکرد آن ناحیه می گردند و آن بستگی به
مکان لایهٔ مغز دارد که شوک دریافت کرده است.
در هر صورت این اطلاعات ثابت میکند که استرس و
سرطان نیز مرتبط بهم هستند. دکتر هامر استدلال
کردند که بحران و ضایعهٔ بافتی ی ایجاد شده در
مناطق مغز در طول تکامل خود, گره خورده و محکمتر
میشود, در این مواقع معمولاً مناطق مختلف مغز از
برنامه ریزی های قبلی و موجود خود در جهت پاسخ و

واکنش فوری به این درگیری ها و برگرداندن سلامت استفاده میکند. یک مثال ساده از صدها مورد مختلف بیماری میتواند موضوع را راحت تر بیان کند. شخصی با بچه اش از عرض خیابان عبور میکنند و ناگهان کودک در جهت مخالف شروع به دویدن میکند و توسط اتومبیلی مجروح میشود, در آن لحظه فرد مذکور از مجروح شدن بچه اش در رنج و ناراحتی قرار میگیرد و در همین زمان است که این نگرانی سبب ایجاد یک برنامه ی بیولوژیکی ی ویژه از نوع مخرب برای این نوع خاص از درگیری های ذهنی در مغز میشود که در تعارض با برنامه های بیولوژیکی طبیعی است.

این مسئله آسیبی در بخشی از منطقه ای از مغز بوجود می آورد که این منطقه عملکرد غدد پستان را کنترل میکند و دلیل آن این است که از نظر بیولوژیکی

جراحت بوجود آمده در مغز سبب تحریک تولید شیر اضافی میگردد و بلافاصله تعداد سلول های غدد پستان افزایش می یابد حتی اگر آن شخص شیرده هم نباشد. این رویداد باعث خواهد شد که سلولهای پستان در خود تقسیم و ضرب شوند که معمولا آنچه تشکیل و بجا میماند تومورغده پستان نامیده میشود. زمانی بعد و هنگامی که کودک مجروح, التیام و بهبود می یابد مادر نیز کم کم بیماری اش مرتفع میشود و در بعضی موارد ممکن است که تومور پاک نشود.

بنابراین بسیار حیاتی است که تصحیح و رفع مشکلی که باعث ایجاد استرس میشود در اولویت قرار گیرد مانند گرفتن یک کار جدید اگر از کار اخراج شده ایم و یا داشتن همسر جدید اگر طلاق و یا جدا شده ایم.

باید برای مقابله با استرس یاد بگیریم که چگونه با موضوعات و مسائل به گونه ای دیگر و راحت بر خورد نماییم که در هر صورت برای شفا و بهبودی از بیماری

سرطان امری حیاتی است.

انکولوژیست آلمانی و استاد بزرگ دکتر هامر برای
نظریهٔ جنجال برانگیز خود در مورد رابطهٔ استرس با
سرطان, سالها مورد بی محبتی دانشگاه محل اقامت
خود بود و در رنج و زحمت بسر برد. یکی از وکلای
دادگاه ایشان, سوابق ایشان را مورد بررسی قرار داد
و بدنبال پروندهٔ اغلب بیمارانی رفت که روش
درمانشان کپی شده از روش دکتر هامر بود. از شش
هزار نفر بیمار مبتلا به درجهٔ نهایی سرطان, حدود نود
درصد آنها زنده بودند و این نتیجه برای کاری که در
پیش داشت بسیار جالب و مؤثر بود. اما طبق عادت
زمانه, درسال 2008 دادگاه نظر دانشگاه را تأیید
کرد. عوامل ایجاد بیماریهای سرطان بسیار گوناگون
هستند و تنها به حوادث استرس زا ختم نمیشوند,
گرچه موارد استرس زا طبق نشانی های تحقیقات از

نگاه بسیاری از پژوهشگران معاصر, یکی از مهّمترین عوامل پیدایش و ایجاد سرطان بشمار میرود. بدون شک حقیقت این است که استرس به طور قابل توجّهی ضربهٔ بسیار سختی به سیستم ایمنی بدن وارد می آورد که قطعاً میتواند به سرعت رشد سلولهای سرطانی کمک نماید. ادامهٔ استرس از مسائل و حوادث حل نشده در زندگی به کاهش توانایی بدن در راه مبارزه با سرطان و مهار کردن آن می انجامد. بعبارت ساده تر, استرس, سیستم ایمنی بدن را بهم می ریزد و نابود میکند همانطور که دکتر هامر بطور واضح کشف کردند و توضیح دادند که بی توجّهی به مسائل عاطفی ممکن است بسیار ساده و براحتی به استرس و سرطان منجر شود. در واقع ایشان ادّعا میکنند که نادیده گرفتن برخی از موضوعات عاطفی و درگیریهای آن, همیشه در بسط و توسعه سرطان مؤثر است. این عوامل احساسی میتواند مانند از

دست دادن کودک و فرزند باشد و یا فردی از
اعضای نزدیک خانواده و یا همسر, طلاق و دوری از
خانواده و همچنین از دست دادن شغل و یا
بازنشستگی, تصادفات و نظایر آن. اگر هر فرد مبتلا
به بیماری سرطان نیز در مواجهه با هر یک از این نوع
حوادث و مشکلات باشد باید به طور جدی اقدام به
گذراندن آموزشهای لازم در جهت رفع نارسایی های
عاطفی خود بعمل آورد. من تحت تعالیم دکتر هامر و
توضیحات ایشان, روان درمانی مدرن را بهمراه
روشهای گفته شده در بخشهای مختلف این نوشته ها
برای اینگونه از بیماران توصیه میکنم. با این حال, در
زمان حاضر راه های گوناگونی در مقابله با حوادث و
مشکلاتی که باعث استرس میشود وجود دارد که
بسیار سریع تر نتیجه میدهد و به طور جدی از روان
درمانی سنتی و قدیمی مؤثرتر است.

استراتژی سرطان شماره 10

مغز و سرطان – بخش اول

سرطان ساقهٔ مغز - تومور خطرناک

طبق آمار و برآورد تقریبی موجود، در جرّاحی های جرّاحان مغز و اعصاب بر روی هر هزار نفر از بیماران مبتلا به سرطان مغز تنها یک تا دو نفر ممکن است که به درمان پاسخ دهند و بهبود یابند، اشعه درمانی نیز رشد تومور را کمی آهسته میکند و شاید بتواند حدود یک ماه زندگی و عمر را افزایش دهد و ممکن است منجر به درمان تنها یک یا دو نفر در بین پانصد تا هزار نفر از بیماران شود. بطور مشابه، شیمی درمانی نیز چنین وضعی دارد. مداوای تمرینی و آزمایش های بالینی پس از پنجاه سال هنوز نتوانسته است نتیجه ای در جهت ساخت حداقل یک داروی

صحیح و یا ترکیبات دارویی درست داشته باشد,
گرچه گاهی اوقات بصورت اتفاقی و در کوتاه مدت
داروهایی توانسته اند بر حسب مورد پاسخی زود
گذر برای تومورهای مغزی در مرحلهٔ اولیهٔ بیماری
باشند.

عالیجناب دکتر رابرت بوردیک متخصص غدد و
استاد سابق دانشگاه پزشکی واشنگتن میفرمایند که
بیماری سرطان مغز و تومورهای مغزی از موارد خاص
هستند. در داخل و پوستهٔ بیرونی مغز, دیواره ای
وجود دارد که از جنس خون و رگهای آنست.

دلیل وجود دیواره و حصار خونی در مغز به این لحاظ
است که به شدت از ورود بعضی از مواد موجود در
جریان خون به مغز جلوگیری کند, موادی که در
رگهای بدن وجود دارد و به همهٔ اعضاء وارد میشود و

میتواند به مغز نیز وارد شود. در مقابل خطرات, بودن این دیوارهٔ خونی در مغز برای محافظت از مغز بسیار مهّم است و بعضی از داروهای جدید شیمی درمانی میتوانند در این سد خونی مغز نفوذ کنند و به همهٔ سلولها اعم از سالم و سرطانی آسیب برسانند.

این را هم باید اضافه کنم هنگامی که مغز دارای سلولهای سرطانی است, این دیواره میتواند مشکل ایجاد کند و از ورود مواد درمانی به نواحی مورد نیاز جلوگیری نماید. بیماری سرطان ساقهٔ مغز و مقابله با آن ممکن است کشنده ترین و دشوارترین نوع سرطان باشد. در حال حاضر بهترین شانس زنده ماندن و درمان بیمار مبتلا به سرطان ساقه مغز, استفاده از روشهایی است که قبلاً توضیح دادم. در کشور آلمان, درمانگاهی خصوصی با استفاده از روشهای جدید طبیعی درمانی و جایگزینی, از بابت

درمان بیماران سرطان مغز, هزینه ای حدود سی هزار دلار بعنوان پیش پرداخت در زمان ثبت نام درخواست میکند که طبیعتآ در مقابل برگشت سلامتی, هزینهٔ ناچیزی است, ولی در مقایسه با روشهای موّفق ابداعی من بسیار گران تر است و همچنین آماری که نشانگر درصد بهبودی و طول عمر بیماران این مرکز آلمانی باشد از سوی این مرکز تا زمان حال گزارش نشده است.

بدون اغراق طبق آماری که در اختیار دارم با کمک فامیل بیماران توانسته ام بسیار موفق تر عمل کنم و این بدون حمایتهای مالی و معنوی اشخاص و سازمانها است که نه تنها علاقه مندی چندانی به روشهای موفق درمانی ندارند, بلکه با ندانستن های خود سبب ترویج ندانستن و گمراهی بیماران نیز میگردند.

سرطان مغز یکی از مهم ترین نمونه های بیماری سرطان است که در طب جایگزینی, درمان آن فقط با روش های مخصوص و با استفاده از چاشنی فریب خوردن سلولهای سرطانی مّیسر است, در بعضی از روشهای جایگزینی , مواد فورمولهای داروهای درمانی بیماری سرطان به راحتی میتوانند از سد و دیوارهٔ خونی مغز رخنه و عبور کنند و حمایتهای درمانی را به انجام برسانند. در عین حال که نابود کردن سلول های سرطانی شخص مبتلا به سرطان مغز میتواند بسیار ساده و آسان عملی شود ولی مطمئناً پس از مردن سلولهای سرطانی, عملیات پاکسازی بدون خطر نخواهد بود چون مشکل این است که حذف کردن و پاکسازی آثار باقی ماندهٔ سلولهای سرطانی مرده از مغز کار بسیار دشواری است که ادامهٔ این مورد احتیاج به روش دیگری دارد که مطمئن شویم عمل پاکسازی آثار باقی مانده بنحو مطلوب انجام پذیرفته

است. مسئلۀ مهم دیگری نیز وجود دارد که آن التهاب و تورم است. ادامۀ درمان بیماری, سلولهای سرطانی را قبل از این که بمیرند, ضعیف و بیمار میکند, مشکل این است که, پس از آن که سلولهای سرطانی ضعیف و بیمار شوند, بیماری و ضعف این سلولها مورد شناسایی سیستم ایمنی بدن قرار میگیرد و سپس به آنها حمله میشود, این حمله باعث بوجود آمدن التهاب و تورم خواهد شد و اگر این اتفاق در داخل جمجمه انجام شود, چیز خوبی نیست, اشکال بعضی از روشهای درمانی جایگزینی رایج این است که آنها به طور معمول بسیار به آرامی کار میکنند, چون بسیاری از بیماران مبتلاء به سرطان مغز, زمان به اندازه کافی برای زنده ماندن ندارند, لذا استفاده از روش آهستۀ درمان جایگزینی مناسب نخواهد بود. در این موقعیت نیازمند یک مجموعه از روشهای

درمان جایگزینی هستیم که سریع عمل کند و نیز موجب التهاب خطرناک و تورم نباشد, درمانی که سازنده و تقویت کنندۀ سیستم ایمنی در بدن باشد, بنحوی که سیستم ایمنی بدن با قدرت قادر باشد نوار پوششی پروتئین در اطراف سلولهای سرطانی را از بین ببرد تا بتواند سلول سرطانی را خلع سلاح کند, با این عمل ما میتوانیم از سلول سرطانی دشمن, یک سلول دوست و موافق بسازیم که همان هدف نابودی سلولهای سرطانی را بنحو مطلوب و راحت و بدون التهب و تورم به انجام رسانده باشیم, طوری که سیستم ایمنی بدن در زمان کوتاهی موفق به از بین بردن انبوهی از سلولهای سرطانی بشود, آن هم از طریق برگرداندن سلولهای سرطانی به سلولهای طبیعی, که در نتیجه سیستم ایمنی بدن هرگز به آنها حمله نکند, این تنها روش موفقی است که برای انواع خطرناک سرطان مغز توصیه میکنم. بیمارانی که

بدلایلی مجبور هستند از شیمی درمانی و یا اشعه درمانی استفاده کنند نیز میتوانند از روش گفته شده استفاده نمایند.

مغز وسرطان - بخش دوم

تأثیر صدا

در کمک به سیستم ایمنی, استفاده از موزیک و صداهای آهنگین بهمراه مکملهای مورد نظر بعنوان یکی از اصول مبارزه با استرس توصیه میشود که در تسکین مغز و کمک به خواب خوب نیز مؤثر خواهد بود. اصالت ماهیت و فرایند درمان در این روش سبب میشود هنگامی که ما به آن گوش میدهیم در حقیقت ما بطور کامل در حال گوش دادن به

ارتعاشاتی از هارمونیک ها و صداها با فاصله های کم از یکدیگر و متفاوت مابین دو فرکانس هستیم. این ارتعاشات باعث تحریک سیستم عصبی در بخش هایی از مغز میشود که به ترشحات اندروفین می انجامد اندورفین از زمرهٔ مواد شیمیایی مغز است که به عنوان فرستنده های عصبی شناخته شده است, مواد شیمیایی ای که سیگنال عصبی را از یک سلول عصب به سلول عصب دیگری منتقل و هدایت میکند که باعث کاهش استرس, کم شدن اضطراب و افزایش عملکرد سیستم ایمنی خواهد بود. ارتعاشات صوتی, عمل تحریک کننده گی در مراکزی از مغز از جمله تالاموس, هیپوتالاموس و هیپوفیز خواهد داشت که در تغییر مسائل عاطفی و تقویت روحیه, دریافت این صدا های وارد شده رل اساسی ایفاء میکند. سپس این تحریکات در تنه و بدنهٔ مغز اتفاق می افتد که شامل نخاع و قسمت زیرین نخاع, منطقه وسط مغز و نقاط

انتقالی بین مغز و بدن است. این مناطق از مغز نه تنها تنظیم فیزیکی بدن ما را بعهده دارند بلکه قوه ادراک و احساس را نیز شامل میشود. وارد شدن تدریجی اولین صدا به داخل گوش منجر به تحریک حلزون گوش و کانال های نیم دایره آن میشود و مسبب ایجاد اولین هارمونی و آهنگ به طور همزمان میگردد که نتیجۀ مستقیم آن پایه و اساس اولین حرکت صوتی است. در این موقع, اولین ارتعاش هارمونیک ها و آهنگها به دو برابر سرعت زمان اول میرسد و ادامۀ وارد شدن صدا در زمان دوم, سه بار سریع تر از زمان اول خواهد بود و به همین ترتیب سرعت مرتب افزایش می یابد. هنگامی که دو صدای آهنگین با هم به ارتعاش در می آیند, ایجاد کنندۀ نمونۀ موزونی میشود که شامل دو فرکانس ارتعاشی است. گوش نه تنها دو فرکانس مذکور را میشنود بلکه یک فرکانس

سوّم متفاوت که در واقع بین دو فرکانس قرار دارد را نیز میشنود به اضافهٔ تمام نتیجه های لایه ها و هارمونیک های آن. در مجموع در جهت شناخت و درک و فهمیدن شنیدن, نتایج این اعمال کمک به همگام سازی دو نیمکرهٔ مغز با هم میکند, مناطقی که بیشتر نزدیک بهم هستند. ریتم صدا توسط نیم کره چپ مغز پردازش میشود, در حالی که هماهنگی و زیر و بم صدا توسط نیمکره راست پردازش میگردد, نتیجهٔ عملکرد دو قسمت چپ و راست را قسمت جلویی مغز پس از دریافت, تعبیر و تدبیر میکند که مرکز کنترل دقت, قضاوت, حرکت و انگیزه میباشد. این مکانی است که اتصال دو نیمکره در آن واقع است و هماهنگ کنندهٔ تحریکات و افکار ذهنی است.

مغز و سرطان - بخش سوّم

اضطراب و مسمومیّت ذهنی

در زمانی که در موقعیت خطر, نومیدی و اضطراب قرار داریم شانس جواب و نتایج درمانی مبارزه با سرطان به حداقل کاهش پیدا میکند. بطور مثال, واضح است اگر شخصی توسط یک حیوان وحشی تعقیب شود و یا کنترل سرعت ماشین در حال حرکت را از دست بدهد و تصادف کند و یا در نمونه های غیر مشخص و اتفاقی, که میتواند زندگی را با تغییر روبرو کند مانند شخصی که تصوّر میکند هر کجا میرود, کسی در کمین اوست و یا چیزی را از دست خواهد داد, یا که شرکت و محل کارش بعلت عدم درآمد و بدهکاری زمانی بسته خواهد شد, و یا اینکه کسی از نزدیکان در حال مرگ است و یا زندگی اش

را از دست داده است. در این شرایط ضربات الکتریستهٔ خاصی در مغز ایجاد میشود و غدهٔ هیپوتالاموس این مشکل را به اطلاع هیپوفیز میرساند که ما در خطر هستیم. سپس هیپوفیز موضوع را به آدرنال گزارش میدهد که خود را در حالت خطر قرار دهد و غدهٔ آدرنال شروع به ترشح بیش از اندازهٔ هورمون های استرس از جمله آدرنالین و کورتیزول میکند, این اتفاق فوراً باعث سه پاسخ فیزیکی بدن میشود که در زمانی کوتاه و یا طولانی میتواند عواقب بد و وخیمی بهمراه داشته باشد که بشرح ذیل است و سپس به تشریح هر سه مورد می پردازم

یک . سیستم ایمنی بدن عمل نمیکند. هورمون های استرس گفته شده در بالا بطور خاصی تحرّکات سیستم ایمنی بدن را متوقف میکند, در بیمارانی که پیوند عضو دارند باعث رد و عدم پذیرش عضو

جدید توسط بدن میشود.

دو . فعالیّت و عملکرد رگهای خونی در دستگاه گوارش و اندام های داخلی محدود و تنبل میشوند و خون به اندام ها و عضلات بزرگ هدایت میگردد و اعضاء کوچک با کمبود خون مواجه میشوند.

سه . خون به جلوی مغز و به قسمت هوش نمیرسد.

مورد اول._ باید اذعان داشت که هر یک از ما تقریباً به طور گسترده در معرض انواع پاتوژن در تمام اوقات قرار داریم. سلولهای سرطانی, ویروس ها, باکتری ها و قارچ ها همه جا هستند, در طبیعت, بر روی پوست ما و در داخل بدن ما. این ها با همکاری های سیستم ایمنی بدن بصورت طبیعی نگه داری میشوند و تنها زمانی فرصت رشد پیدا میکنند که موقعیت ایجاد شود. به همین دلیل آنها پاتوژن های

فرصت طلب نامیده میشوند.

بنابراین زمانی که اعمال و پاسخ های ایمنی بدن در
ضعف باشد و از بین برود, این ارگانیزم ها میتوانند
حرکت کنند و با فعالیت خود بدن ما را تسخیر نمایند.

مورد دوم._ هنگامی که جریان خون در سلولهای
روده محدود شود, تعمیر و جایگزینی سلولهای طبیعی
نمیتواند ادامه داشته باشد. صدها هزار سلول به طور
طبیعی در هر دقیقه میمیرند و باید جایگزین شوند, از
آنجا که این روند جایگزینی آهسته میشود, بافت های
مهّم مانند دیوارهٔ روده بیشتر آسیب پذیر میشوند و
مورد حملهٔ انگل ها و باکتریها قرار میگیرند و سپس
بواسطهٔ خون و مواد مغذی کمتر, عوامل مهّمی مانند
اسید معده و ترشحات مخاطی, کمتر ساخته میشود.
اگر این فرایند کم و کمتر شدن ادامه داشه باشد,
مواد مغذی خونی کمتری در دسترس اعضای داخلی

قرار میگیرد و پس از آنکه حرکات حلقوی دچار اختلال شد سموم در اعضاء بدن افزایش می یابد.

مورد سوم ._ اگر خون به مقدار مورد نیاز در اختیار ناحیهٔ جلو مغز قرار نگیرد, تفکر منطقی و برنامه ریزی بلند مدت از ذهن بیرون میرود و شخص واکنش پذیرتر و ضربه پذیرتر میشود و برنامهٔ ناموزون و بیمورد جایگزین آن میشود و یا به برنامهٔ غذا خوردن عادت میکند و کار کردن برایش بسیار دشوار میشود. پریشانی و عدم مواظبت و نداشتن قدرت درک حوادث و جریانات در اطراف و پیرامون شخص, تهدیدی جدی میتواند باشد. اگر استرس ادامه یابد, مواد زائد ساخته شده درعضلات در حد اکثر مقدار خود در همانجا ساکن میشود و آن به این دلیل است که اعمال گوارش و کاربرد سیستم ایمنی بدن به اندازهٔ لازم عملکرد کافی برای شکستن و از بین بردن

آنها ندارند و این عدم رفع گرفتگی مزمن و یا عدم رفع پُرکاری عضلات منجر به التهاب و درد در سراسر و یا قسمتی از بدن میشود. که اغلب نشانه های آن, گردن درد, پشت درد, سردرد و یا درد در دست و پا میتواند باشد. ما میتوانیم عوامل اصلی ی استرس و سرطان را به شکست وادار کنیم. هر انسانی, با داشتن سلامت بدن, مالک و صاحب بدن خویش است و از دست دادن این مالکیت بسیار سهل و آسان. برای مثال, لحظه ای فکر کنیم که در اطرافمان چند نفر را میشناسیم که تحت استرس شدید و مزمن قرار دارند و در عین حال همه آنها ممکن است که تصّور سلامت و احساس طبیعی را نیز داشته باشند. همین ها از افرادی هستند که ما کراراً و مرتب در جریان چگونگی وضعیت جسمانی و مرگشان قرار میگیریم. افرادی که محافظت در مقابل هر نوع از عفونت ها و بیماریها در بدن آنان کمتر میشود و وضعیت داخلی

بدنشان روز به روز ضعیف تر میگردد و بدون اغراق درجهٔ هوشمندیشان نیز کمتر میشود. علاوه بر همهٔ اینها, احساس بد, درماندگی, عدم سلامت و نیستی نیز باید اضافه شود.

تلاش برای پیدا کردن درجهٔ بالاتری از موفقیت درمانی برای آنهایی که در گیر استرس و سرطان هستند باید ادامه یابد, درمان کامل و شکستن زنجیرهٔ این نوع از بیماریها و برگشت دوباره به سلامت واقعی, آسان نیست ولی شدنی است. روشهای درمانی باید بهمراه آموزش و توصیه های بهداشتی و خوراکی و فرم زندگی باشد و بی شک, بدون پشتیبانی مناسب از ناحیهٔ بیمار و بستگانش, متاسفانه موفقیت حاصل نخواهد شد.

با شروع درمان و آزاد سازی استرس عمیق و قدیمی,

جایی که ریشه و سرچشمه بیماری است, خیلی سریع و زود تعمیر و تحول در همان سطح بیماری و یا در سطحی عمیق تر قابل درک و مشاهده خواهد بود. در واقع کاهش و از بین بردن حساسیت های پنهان, اصلی است ضروری که میتواند در بیماریهای سرطان, دفعات و مراحل زمانی دریافت سلامتی را تسریع کند. روش درمانی استاد بزرگ آلمانی دکتر ریک هامر, در رابطه با تخلیهٔ شوک و استرس و یا هر گونه عوامل استرس زا از بطن ذهن است, عوامل استرس آوری که ممکن است سرعت بهبودی را مسدود کند. در این رابطه و پس از تخلیهٔ عوامل تخریبی از ذهن, ذهن میتواند با همکاری و حمایت از عمل سیستم ایمنی بدن در کاهش رشد سرطان و مسمومّیت, نقش فعالتری داشته باشد. علاوه بر این باید گفته شود که، ذهن, خود اولین عضوی است که فراهم آورندهٔ عوامل اساسی استرس زای عاطفی است و یا

ممکن است بطور ریشه ای روند ذاتی بهبود ی بدن را تضعیف و مسدود کند. همچنین عملکرد دیگر ذهن میزان نمودن فعالیتهای ذهنی با سلامتی است.

بسیاری از پزشکان عمومی و دکتر در داروهای طبیعی مدرن نیز معتقد هستند که سرطان یک فرایند طبیعی در بدن انسان است و با توجه به عوامل استرس زا, دی ان اِ داخل سلول, تغییری ماهیتی حدود صدوهشتاد درجه بر خلاف آنچه که باید طبیعتاً و ذاتاً داشته باشد انجام میدهد. این باعث میشود که این سلول در اطراف خود سلول های دیگر را به عنوان دوست شناسایی نکنند و شروع به خوردن مواد مغذی آنها برای حمایت از رشد کنترل نشدهٔ خود کنند. در این زمان فقط نیاز به این هست که بدن بازگشتی دو باره به سوی تعادل کند, تغییر و برگشت سلول به آنچه که باید باشد. برای انجام این کار, نیاز

به فراهم آوردن زمینهٔ مغذی و فعل و انفعالی جامع و فوق العاده در سطح سلولی داریم و در فرمی باید باشد که طبیعت در نظر گرفته است.

هنگامی که سلولهای غدد اصلی و مهم مغز مانند هیپوفیز و غدهٔ هیپوتالاموس صد در صد مواد خوراکی خود را دریافت کنند نتیجه آن میشود که بقیهٔ غدد و اندام های بدن میتوانند سلامتی دائمی خود را کسب کنند. در واقع هدف, فعال شدن توانایی طبیعی بدن برای مقابله با بیماریهای سرطانی است بطوری که بتواند جای مبارزه با سرطان با استفاده از عوامل و مواد خارجی را پُر و تأمین نماید.

قسمت پایانی.

ملاحظات و یادآوریهای مهّم در خلاصهٔ بررسی 10 استراتژی مبارزه با سرطان

هنگامی که تصمیم راسخ داریم که مبارزه با سرطان را از طریق طب طبیعی مدرن انجام دهیم, نیازمند آن هستیم که قابلیت و دسترسی به روشهایی را که ممکن است وجود داشته باشد آسان باشد بطوری که گاهی اوقات حتی یک روش و یا یک مکمل بتواند کار مبارزه با سرطان را تسهیل و به انجام برساند. در جهت و برای نابودی انواع بیماری سرطان ده استراتژی طبیعی و تدابیر مهّم را که برایتان تشریح کردم از جامع ترین اطلاعات و روشها و فورمول های طبیعی برای مبارزه با این بیماریها بود. این بررسی به زمان خاصی تعلق ندارد و آنچه از زمان های دور و

حال, مورد پژوهش و آزمایش توسط کاوشگران اساتید و سروران برندهٔ نوبل انجام گرفته و یا در حال انجام است آورده و نوشته شده است که مورد کنجکاوی و تأیید من بود. بدون اغراق درصدی از افراد که در مراحل واپسین حیات و عدم نتیجه از درمان و با شنیدن کلمهٔ نه از متصدیان درمانی به درمان خود بصورت شخصی از طریق طب طبیعی مدرن پرداختند هنوز در قید حیات هستند و تحقیقات ثابت کرده است که آگاهی در طب طبیعی مدرن بر تجارت و دکان بهداشت شیمیایی چیره گی دارد. سرطان را میشود شکست داد و از بین برد, شک و تردیدی وجود ندارد و شما نیز میتوانید. بدن و شیمی هر فرد نسبت به فرد دیگر, متفاوت است, بنا بر این رفتار و روش درمانی و مقدار نوع مکملها نیز بر حسب مورد و بیماری متفاوت خواهد بود. استفاده از مکملهای طبیعی متعدد در یک زمان نباید همراه با

احساس ترس باشد زیرا آنها فقط به فرایند درمان کمک میکنند. مطالعات نشان داده است که استفاده از مکملهای خوراکی بطور مداوم با نتایج بهبود سلامتی همراه بوده است. اگر پزشک و انکولوژیستی بگوید که آنتی اکسیدان ها و سایر مکملهای خوراکی نباید همراه با شیمی یا پرتو درمانی استفاده شود و یا تأثیری نخواهد داشت, او شدیداً در اشتباه است و پژوهشها و تحقیقات واهی بودن این نوع از گفته ها را تأئید کرده است.

مسئولیت تصمیم گیری در مورد گزینش و انتخاب شیمی درمانی و یا اشعه درمانی و یا روشهای جایگزینی طبیعی درمانی بعهدۀ شخص بیمار است, امّا تجربه و تحقیقات نشان داده است که روشهای جایگزینی استفاده شده حتی زمانیکه اشخاص تحت شیمی درمانی و یا اشعه درمانی بوده اند با موفقیت همراه

بوده است و در واقع حتی کمک به تأثیر بهتر شیمی درمانی یا اشعه درمانی نیز داشته است. آن نتایج بهتر, به این دلیل میتواند باشد که طریقهٔ حملهٔ مکمل ها به سرطان در ناحیهٔ مربوطه در فرمی خواهد بود که شیمی و اشعه درمانی نمیتوانند به آن شکل انجام دهند, ضمن اینکه به رفع عوارض ناشی از شیمی درمانی نیز کمک زیادی خواهد کرد. هدف فورمول مکملها و روشهای گفته شده در مبارزه, بنحوی است که بتواند به تنهایی بدون انجام شیمی درمانی, مؤثرتر, بی خطر و طبیعی باشد ضمن آنکه اگر لازم باشد که به مقدار زیاد تر نیز استفاده شود هیچ عوارض جانبی و ضرری نداشته باشد, اما باید با مقدار کم شروع کرد و کم کم اضافه نمود که آثار سم زدایی و یا واکنش های شفا و درمان, تجربه و مشخص شود. بعضی مواقع دیده میشود که انجام شیمی و اشعه درمانی در اشخاص در ابتدای درمان موفقیت آمیز

بوده و سپس بیماری سرطان درعرض دو ماه تا دو سال برگشت شدیدتری داشته است. عمکرد اشعه و شیمی تراپی صدمه زدن است و بر روی کل بدن کاملاً فشار وارد میکند و هیچ عملی برای بهبود محیط داخلی بدن در جهت سالم سازی انجام نمیدهد, بنابراین سرطان در بدن ریشه دارد و میتواند مجدداً و به سرعت خود را نشان دهد و بدن را تسخیر نماید, مگر اینکه بطور عاجل اقدام جدی و معقول در جهت بهبود سلامت محیط داخلی بدن بعمل آوریم. مبارزه با سرطان برگشت شده و شکست آن معمولاً در زمانهای دوم یا سوم قدری مشکل تر و سخت تر خواهد بود و نباید این اتفاق برای کسی هموار شود. حمایت از بدن باید با استفادهٔ مکرر از مکمل ها, از قبل و در طی شیمی درمانی و بعد از آن باشد که به تقویت سیستم ایمنی بدن بپردازد و به معکوس

کردن علل سرطان و درمان آن کمک کند, استفاده از شیمی درمانی یا اشعه درمانی و یا حتی انجام عمل جراحی بدون استفاده از مکمل های مورد اشاره به مانند مبارزهٔ پهلوان کُشتی گیری است که آرزوی موفقیت دارد و در تلاش برای ضربه زدن به حریف است در حالی که فقط با یک دست مبارزه میکند و دست دیگرش در پشت سرش بدلایلی بسته شده است که نمیتواند معنی و مفهومی جز شکست داشته باشد.

پیوستگی مطالعات و انجام تحقیقات مکرر نشان داده است که برای داشتن نتایج بهتر, انجام شیمی درمانی یا اشعه درمانی به تنهایی نمیتواند کافی باشد به علاوه اینکه عوارض جانبی ناشی از شیمی و اشعه درمانی نیز باید تا حد زیادی کاهش یابد. یک رژیم خوراکی مناسب, سالم و نشئات گرفته از طبیعت بهمراه بعضی

از روشهای ده گانهٔ گفته شده مانند یک سلاح بسیار مهّم در برابر و مقابل بیماری سرطان قرار دارد و میتواند ابزار شفا و درمانی باشد که بدن ما به آن نیاز دارد. در جهت کاهش مواد سمّی, باید به خوردن مواد خوراکی طبیعی در هر زمان ادامه داد و افزایش مصرف اسیدهای چرب طبیعی اصیل نیز ضروری است. همهٔ محصولات و خوراکیهای قندی و غلات تصفیه شده و غیر طبیعی که به طور گسترده ای در دسترس است در رشد سرطان مؤثر است و باید تا آنجا که ممکن است خریده و خورده نشود.

تحقیقات نشان میدهد که خوردن پروتئین حیوانی بیش از حد و بیش از آنچه که بدن نتواند در یک روز استفاده و هضم کند نیز ممکن است یکی از دلایل پیدایش سرطان باشد. اگر یادتان باشد قبلاً در مورد کارسینوژن صحبت کردم و در این رابطه مجدداً به

نتیجهٔ یک مطالعه و تحقیق می پردازم. آفلاتوکسین
که اغلب در اکثر مواد خوراکی مانند روغن بادام
زمینی مؤسسات سازندهٔ مواد خوراکی یافت میشود
و یکی از قوی ترین مواد سرطان زا و کارسینوژن
است را به موش هایی تزریق کردند, به برخی از
موش ها با مقدار کمتر و به بعضی با مقدار بیشتر. در
همان زمان رژیم خوراکی آنها شامل طیف وسیعی از
شیر پروتئینی بود. زمانی که موش ها به بیماری
سرطان مبتلا شدند, محققین به این نتیجهٔ مهم
رسیدند که زمان و مقدار تزریق آفلاتوکسین در
موش در درجهٔ دوم اهمّیت قرار داشته است و رژیم
خوراکی موش هایی که شامل بیش از دوازده درصد
پروتئین شیر که بیش از نیاز روزانه در رژیم خوراکی
بود باعث پیدایش بیماری سرطان شده است و
موش هایی که رژیم خوراکی شان شامل پروتئین
کمتری بود سالم تر مانده اند. این تحقیق نشان

میدهد که یکی از عوامل ترویج و اشاعهٔ بیماریهای سرطان, خوردن بیش از حد از انواع پروتئین های حیوانی خواهد بود که آماده سازی و تدارک ورود بیماریهای سرطان در بدن را صورت میدهد, رژیم خوراکی مملو از مواد پروتئینی میتواند ضمن آسیب رساندن, رشد سلول های طبیعی را منحرف کند که ادامهٔ چنین رژیم خوراکی, در آینده میتواند سرنوشت ساز باشد. با نبود این مروجین و عاملین بیماری, سلولهایی که جهش و اندکی تغییر یافته اند به احتمال بسیار زیاد غیر فعال باقی میمانند و میتوانند مرمت شوند. بنابراین ایدهٔ خوب این است که در کاهش مقدار پروتئین حیوانی و افزایش در خوردن پروتئین های گیاهی بیشتر کوشا باشیم. ویتامین های شیمیایی و مصنوعی را اغلب مردم کم و بیش استفاده میکنند بدون آنکه ماهیّت آنرا بدانند و آگاهی داشته باشند,

گاهی اوقات بدنبال و جستجوی ارزان قیمت ترین چه از طریق مغازه ها و یا اینترنت هستند. در جهان, ویتامین های مصنوعی و تجارتی زیادی یافت میشوند که برای بدن صدمات زیانباری دارد و خوب نیست که استفاده شود, گر چه ممکن است بعضی ها طبق عادت, مولتی ویتامینی را برای مدتی استفاده کنند و تصّور نمایند که اذیت کننده نبوده است, ولی متاسفانه باید دانسته شود که, تحقیقات نشان میدهد که مصرف این ویتامین های جعلی تولیدی, صدمۀ زیادی در بدن ایجاد میکند, در واقع مصرف کردنش بهتر از مصرف نکردنش نمیتواند باشد.

در سال 1941 توسط دکتر اگنس فی مورگان, تحقیقاتی در دانشگاه کالیفرنیا انجام شد و نشان داد که حیواناتی که توسط ویتامین های مصنوعی تغذیه شدند دارای واکنش های سمّی و مرگ زودرس

ناشی از تغییرات سلولی بودند و در مقایسه, آنهایی
که از ویتامین های خوراکی طبیعی تغذیه شدند سالم
تر بنظر می آمدند. ایشان در آن سالها که مواد
خوراکی طبیعی ارج و منزلتی داشت اظهار داشتند که
استفاده از غنی سازی مواد خوراکی و خوراکیهای
فرآوری شده با ویتامین های مصنوعی ممکن است
بسیار بدتر از فقر مواد خوراکی طبیعی و اصلی باشد.
در یکی از گزارشات و بررسی تحقیقاتی دانشگاه
هاروارد از هزاران نفر پزشک در دنیا, آمده است که
ویتامین های مصنوعی هیچ منافع بهداشتی ای نداشته
است و این همچنان تأیید دیگری است بر دیگر
مطالعات که سمّیت جّدی و اثرات بد جانبی آن را در
گزارش خود دارند.

در یک گزارش و بررسی از بتا کاروتن مصنوعی آمده
است که میتواند مسدود کنندۀ فعالیت آنتی

اکسیدان ها و فعالیت های ضد سرطانی در رژیم های خوراکی باشد. در سال 1995 تحقیقاتی در یکی از مراکز سرطان بر روی هجده هزار زن و مرد آمریکایی صورت گرفت که در معرض خطر ابتلا به سرطان ریه بودند. دراین مطالعه از مکمل های ویتامین آ استفاده کردند. در سال 1996 دکتر گیلبرت اومن, سرپرست گروه تحقیق, عملیات تحقیق را متوقف نمود زیرا تاّثیر ویتامین آ در گروه یاد شده بروز ابتلاء به سرطان ریه را در حدود 28 درصد افزایش داده بود. بسیاری از ویتامین ها و مولتی ویتامین ها در بازار, ویتامین های مصنوعی آزمایشگاهی هستند که پس از کسر هزینه ها, سودها عظیم و غیر قابل تصّور است و نه تنها به بدن منفعتی نمیرسانند بلکه در واقع اندک سلامت داشته را نیز مورد مخاطره و آسیب قرار میدهند و قابل مقایسه با ویتامین هایی که با زحمت از طریق مواد خوراکی

طبیعی وحشی زمینی و دریایی تهیه میشوند نخواهند بود.

چنانکه قبلاً توضیح دادم, بیماریهای سرطان در حقیقت بیماریهایی نیستند که اسرار آمیز باشند و فقط در چند نفر مشاهده شود. پیدایش بیماری سرطان در اشخاص بستگی به عواملی دارد و قطعاً هنگامی که ما آن عوامل و دلایل را اصلاح و برطرف کنیم, طبیعتاً برگشت سلامتی به بدن امکان پذیر خواهد بود و بخوبی حس خواهد شد. بعضی از فورمولهای مکملهای درمان های طبیعی به خوبی این کار و عمل را به انجام میرسانند. در پیشگیری از سرطان و مبارزه با آن, باید از عواملی استفاده شود که قرار گرفتن در معرض انواع مواد سمّی و مسائل زیست محیطی مانند میدانهای الکترو مغناطیسی کاهش یابد تا بتوانیم در مبارزه با سرطان موفق شویم. از بین بردن و پاک

کردن سموم محیط زیست کمک به ایجاد موقعیتی میکند که بدن خود امور مبارزه با سرطان را بانجام برساند. متاسفانه, امروزه بیماریهای سرطان برای بعضی ها منبع کسب و کار با سودهای عظیم شده است در حالی که جلوگیری و درمان بیماریهای سرطان سودآور نیست. بنابراین بنظر میرسد که بودن و ادامهٔ تزریق سموم در محیط زیست ادامه داشته باشد. همچنین تغییرات بیشتر در مسائل ژنتیکی گیاهان و موجودات زنده نیز به بیشتر شدن بیماریهای سرطان کمک خواهد نمود چه آنچه که امروز به واقعیت نزدیک است اینست که اغلب گیاهان و حیوانات اهلی خوراکی, رشدی تصاعدی دارند که این رشد کاذب, خود سرطان است. ما برای از بین بردن و پاک نمودن بیماریهای سرطان از زندگی انسانها یک راه طولانی در پیش داریم که در 60 سال پیش چنین نبوده است, ولی با اجتناب و دوری

از موارد ذیل میتوانیم قدری خود را مقاوم تر نماییم, بطور مثال عدم استفاده از آب حاوی کلر و فلوراید, حذف سموم محیط زیست از رژیم های خوراکی, عادت به خوردن خوراکی که بطور ارگانیک و طبیعی رشد کرده باشد, محیطی که در آن قرار داریم و وسائلی که استفاده میکنیم باید غیر سمّی باشد مانند لباس و مواد پاک کننده, محصولات آرایشی, مبلمان, مصالح ساختمانی و وسائل وابسته به سموم, کلیّهٔ وسائل مصرفی پلاستیکی از هر نوع, شکل و فرم,

به تازگی پژوهشهای جدید اشاره به این واقعیت دارد که بیماریهای سرطان در واقع نتیجهٔ ساخت و پردازش مواد خوراکی و بهداشتی و مصرفی از طریق تکنولوژی و مدرنیتهٔ انسان است. همانطور که میدانیم در زمانهای پیشین در زمین و هوا آلودگی نداشتیم و رژیمهای خوراکی مناسب و طبیعی بود, لذا توموری

بنام سرطان وجود نداشت و اگر بود بسیار نادر یافت میشد. در یک بررسی از مومیایی ها و فسیل ها, بافت بدن صدها مومیایی مصری را که بوسیلهٔ آب و مواد لازمهٔ دیگر برای آزمایش در زیر میکروسکوپ آماده کرده بودند تنها یک مورد ابتلاء به بیماری سرطان تأیید شده بود. در این آزمایش محققان دریافتند که بیماریهای مرتبط با سن مانند سخت شدن رگها و شکننده بودن استخوان ها اغلب در آن زمان شایع بوده است. نتیجهٔ این آزمایش آن استدلال قدیمی را رد میکند که گفته میشد مصریان باستان زیاد و به اندازه کافی عمر نمیکردند تا به سرطان مبتلا شوند. در شواهد فسیل های انسانی بطور پراکنده, فقط چند مورد از بیماریهای سرطان دیده شده است. همچنین در بررسی نمونه های مطالعاتی بر روی استخوان صدها تن از نئاندرتال ها, فقط تنها یک نمونهٔ سرطان مشخص شده است و در کاوش فسیل های سایر

حیوانات نیز تأئیدیه ای گزارش نشده است. بنا بر این بجز چند استثناء, چیزی که در محیط زیست طبیعی بتواند باعث ایجاد بیماری سرطان شود وجود ندارد و این یک بیماری ساخته شده توسط تکنولوژی انسان امروزیست. عدم حمایت و نادیده گرفتن تدابیر مهّم گفته شده در سطور قبلی برای پیشگیری از بیماریهای سرطان و همچنین هزینه و صرف میلیاردها از پول مردم و مؤسّسات خیریه در جهان, در درجهٔ اول برای پر کردن جیب سازندگان مواد دارویی است که باید مد نظر بیماران قرار گیرد. تغییر شیوهٔ زندگی یکی از ساده ترین و مؤثر ترین تدبیرهای مبارزه با سرطان است که با استفاده از تغییرات, درک کنیم که سرطان چگونه عمل میکند و چگونه از بین میرود.

نباید قربانی سرطان شد. جهت جلوگیری از پیدایش و رشد سرطان باید با یک برنامهٔ دقیق و بدون قبول

شکست بتوانیم بموقع اقدام کنیم و یا حتی در مراحل پیشرفته و پایانی آن را سرکوب نماییم-باید توجه شود اگر مکملی بشما داده شد و استفاده از آن باعث رضایت و بهبودی گردید و این تصّور را دارید که به شخصی جهت کمک پیشنهاد کنید باید بدانید که ممکن است مصرف آن برای آن شخص مناسب نباشد, چون محیط داخلی و شیمی بدنش متفاوت است. حتی اگر کسالت اش شبیه و همسان شما باشد نیازمند این است که طبق خواسته و هدف بدن و بر اساس آنالایز آن, فورمول مکملها انتخاب و تجویز شود که در سطح وسیع و گسترده ای بتواند به حمایت از سلامت و مبارزه با بیماری, بهترین عمل را انجام دهد که گاهی اوقات و بر اساس تجربه دیده شده که بر حسب نوع و زمان و کهنگی بیماری, بین چند روز تا چندین ماه و شاید بیشتر و کمتر وقت لازم است. باید به یاد داشته باشیم هر چه بیشتر به

بیماری سرطان حمله کنیم شانس بهبودی را بهتر و بیشتر افزایش داده ایم. بهتر و مؤثرتر این است که اگر از روشهای درمان جامع جایگزینی بهره می بریم, همهٔ مکملها را با هم و در یک زمان استفاده کنیم که قدرت حمله کامل باشد. مکمل ها عموماً سالم و طبیعی هستند و تأثیر سازنده دارند. اثر تخریبی در بدن ندارند و تنها اثر تخریبی شان در مقابل سلولهای سرطانی است. اگر از دستورات بیمارستانی تان پیروی میکنید همچنان میتوانید از این مکملها نیز استفاه کنید. اگر در ادامه و حین استفاده از مکملها نتایج مثبتی مشاهده شد, برای اثبات آنچه که می بینیم میتوانیم از آزمایش های خون مخصوص بیماریهای سرطان از جمله آزمایش پی اس ای که تعداد سلول های سرطانی مرده را اندازه گیری و مشخص میکند استفاده کنیم. بنابراین اعداد سلولهای

سرطانی کشته شده در ابتدای مصرف مکملها افزایش می یابد. با کشته شدن سلولهای سرطانی, سیستم ایمنی بدن با استفاده از عمل التهاب به حجیم شدن تومور کمک میکند و تصمیم میگیرد که از وجود این سلولهای مرده خلاص شود. این تنها چیزی است که اتفاق می افتد. پس از رهایی از بیماریهای سرطان, ادامهٔ درمان های طبیعی باید به مدت یک سال پیگیری شود که به بدن انرژی و زمان لازمی را که به آن نیاز دارد داده شود که به طور کامل و با قدرت, بهبود یابد و استرس های رفع نشده و ناراحتی های دیگری که احیاناً باقی مانده اند کاملاً مرتفع گردند. فردی که در مرحلهٔ پایانی و پیشرفتهٔ بیماری سرطان قرار دارد و بدنش با ضعف و مشکلات قابل توجهی روبروست که فرایند آن میتواند منجر به مرگ شود و یا گفته شده که دیگر کاری نمیشود انجام داد و منتظر بمانید, بنا به دانش و تجربه و عقیدهٔ من,

حسین مساوات, این مرحلهٔ خطر, لزوماً نمیتواند پایان کار باشد. بنظر میرسد که در این مرحله هنوز هم قادر به معکوس کردن وضعیت و نظم بیماری خواهیم بود در صورتی که اقدامات صحیح و مناسب درمانی صورت گیرد. روشهایی که در قالب کُلی ده تدبیر و استراتژی مهّم درمانی بسیار آسان و ارزان قیمت که گفته شد, باید انجام شود و بهتر است هر چه زودتر با قدرت و اهمیت بیشتری یکی پس از دیگری آغاز شود. با دشوار بودن درمان در مرحلهٔ واپسین و پایانی, در وهلهٔ اول و شروع درمان نباید سعی شود که سلولهای سرطانی زیادی کشته شوند, چون در این زمان بدن قادر نخواهد بود که مسئولیت رسیدگی و پاکسازی و یا زدودن و حمل باقیماندهٔ سلولهای سرطانی مرده را داشته باشد. باید تمرکز انجام کار درمان بنحوی باشد که بدن بتواند فقط مقاومت کند

و زنده بماند. دورهٔ این مدت ممکن است یک تا چند ماه طول بکشد. سپس وقتی که به زنده ماندن بیمار امیدوار شدیم میتوانیم مرحلهٔ دوم حرکت درمانی یعنی شروع ضربه زدن و کشتن سلولهای سرطانی را با شوق و نشاط انجام دهیم و پس از آن وارد مرحلهٔ سوم و چهارم درمان خواهیم شد. اگر بیمار در طی مراحل یاد شده همکاریهای لازم را داشته باشد در مرحلهٔ پنجم میتواند زندگی عادی خود را آغاز نماید. چون عُرف زمانه دست و پای درمانگران طبیعی درمانی مدرن را بسته است, در همهٔ آنچه گفته شد شخص بیمار خود تصمیم گیرنده و مدیر بیماریش میباشد. کبد ضعیف شده در شیمی درمانی, در اکثر موارد نمیتواند کارآیی و عملکرد درستی داشته باشد به جهت اینکه علاوه بر صدمات وارده از شیمی درمانی به آن, کبد خود دارای سلولهای سرطانی است, وقتی که کبد نتواند به خوبی کار کند, مواد

سّمی در بدن افزایش می یابد وباعث مسمومّیت میشود. دلیل اصلی در واقع این است که افرادی که در مرحلۀ نهایی بیماری هستند به سبب مسمومّیت شدید وارد این مرحله میگردند و سمّوم در این مرحله به حدّی خواهد بود که آنها را در حالت مرگ قرار میدهد. حمایت از کبد در مرحلۀ پایانی بیماری سرطان رکنی اساسی است که باعث افزایش شانس زنده ماندن خواهد بود. هنگامی که شیمی درمانی به دفعات انجام شود, کبدی که ضعیف باشد به طور کامل توانایی تصفیۀ سموم بیش از حّد را نمیتواند داشته باشد و این مواد سمّی در سلول های بدن رسوب میکند, این رسوبات بستگی به درجۀ سمّیت شیمی درمانی و همچنین به ترکیب و شرایط کبد قبل از آغاز شیمی درمانی دارد. در همان حال بودن سلولهای سرطانی در کبد نیز در توانایی عملکرد کبد

مداخله میکند که ممکن است منجر به تهوع و استفراغ گردد. در انجام شیمی درمانی, استفراغ و تهوع میتواند در هر زمان اتفاق بیفتد چه در دفعۀ اول و یا در دفعات بعدی. دلیل استفراغ و تهّوع شخص در این مراحل این است که مواد سمّی علاوه بر اینکه در همۀ ارگانهای بدن وجود دارد, ولی در سلولهای دیواره معده نیز ذخیره میشود و با تحریک شدن دیوارۀ معده, باعث تهوع و استفراغ میگردد. هنگامی که بیماری سرطان به مغز, استخوان, ستون فقرات, گلو و یا در عضو دیگری سرایت کرد و تومور متورّم گردید میتواند درد و یا اختلال در عملکرد آن عضو بوجود آورد, مثلاً تورّم در کلیه ها میتواند بسیار خطرناک باشد, در این مقطع باید از طریق مکمل های مسئول کشتن سلولهای سرطانی به تقویت سیستم ایمنی بدن پرداخت, دلیل این عمل این است که با قوی شدن سیستم ایمنی, بدن با ایجاد التهاب در نواحی مربوطه

بتواند سلولهای سرطانی کشته را از بدن خارج کند. بسیاری از محققّین در دندانپزشکی مدرن طبیعی درمانی بر این باورند که سوراخ دندان ها اغلب میتواند علت ریشه ای بعضی از بیماریهای سرطان باشد. دلیل آن اینست که بعضی از باکتریها در استخوان فک ساکن و تکثیر میشوند و سبب انتشار سمومی سمّی تر از سموم عمومی بدن خواهند شد. این سموم پس از ورود به جریان خون و سایر نقاط بدن میتوانند خراب کاری و تغییراتی بوجود آورند که زمینه را برای رشد بیماری سرطان آماده نمایند. با کمک به تقویت سیستم ایمنی بدن در از بین بردن و کشتن سلولهای سرطانی, در حقیقت سیستم ایمنی بدن نیز در مقابل با استفاده از بوجود آوردن التهاب جهت خلاص شدن از شرّ سلولهای سرطانی کشته شده باعث میشود که تومور ملتهب و متورم شود که

معنی آن این است که سلولهای سرطانی کشته شده در حال خروج از بدن هستند. وجود این تورم و التهاب طبیعی است و می فهماند که درمان کم کم در حال انجام است و مشکلی در پیش نخواهد بود به جز زمانی که تورّم تومور در یک محل بتواند درد و اختلال در عملکرد آن عضو بوجود آورد. در هر صورت, امید را نبایستی از دست داد, اگر متخصص و انکولوژیستی بگوید که سرطان از کنترل خارج شده و نمیتوان کاری انجام داد و بیمار ممکن است که چند ماه و یا حتی چند هفته زنده بماند, دقیقاً به این معنی است که هیچ راهی بنظرشان وجود ندارد که بتوانند مسیر بیماری را به نفع سلامتی تغییر و انجام دهند. و این در حالی است که مرگ هنوز اتفاق نیفتاده و در طی این مدت و زمان میشود تغییرات اساسی و بنیادی در پروسهٔ بیماری به جهت حصول سلامتی بوجود آورد. باور و اطمینان به افکار و روشهای جا افتاده و تسلیم

شدن در مقابل آن یکی از اصول پذیرفته شده در جهان است حتی اگر مثبت و کارساز نباشد, تا زمانیکه دانش و پدیدهٔ جدید مثبت و اصیل سازنده, جایگزین آن نشود, آن روشها در مقیاس, مقبولیّت خود را از دست نخواهند داد و این بدلیل کم حافظه گی و فراموشی و عدم اعتناء اغلب مردم دنیا نسبت به نتایج حاصله از افکار دانشمندان نخبه و برندگان ارزشمند نوبل است. کسانی که در جهت ابراز عقیده و ارائه نظرات درمانی سازندهٔ شان همیشه تحت ستم و ناراحتی قرار داشتند و خواهند داشت, البته به همهٔ اینها, مقاصد مالی کارخانه های دارویی و خدمات درمانی باید اضافه شود. بجز انجام اعمال جرّاحی, از آنجا که خدمات درمانی عمومی در جهت مبارزه با انواع بیماریهای عفونی, ویروسی, قارچی و بیماریهای سرطان, فاقد داروهای تأثیر گذار و بی ضرر هستند,

در واقع نحوهٔ درمان محدود میشود به آنچه که دارند و میدانند, اتکاء و علاقهٔ بیمار به انجام آن نیز, چه بخاطر پوشش بیمه ای و یا اهداف دیگر, سرانجام منجر به عدم کارآیی و نزدیکی مراحل واپسین و شمارش لحظه های حیات خواهد بود. به این سبب است که پس از طی دورهٔ درمان و در مراحل بالاتر میگویند نمیتوان کاری انجام داد. در حقیقت بیمار از ابتدای بیماری تا آخرین مرحلهٔ چهارم, همهٔ همکاریهای لازم را با کادر درمانی خویش به انجام رسانده و ممکن است آخرین سکهٔ دارایی خود را نیز هزینه کرده باشد.

در جهان فقط تعداد کمی از بهترین فورمولها و مکملها در مقابله با بیماریهای سرطان وجود دارد که اکثراً با دشواری پیدا میشوند و بطور محدود در دسترس هستند. این مکملها بسیار قدرتمند هستند و غم انگیز

و ناراحت کننده خواهد بود که بعلت عدم آشنایی با
آن خود را در معرض از دست دادن عضوی از بدن و
یا بخش هایی از بدن و یا احیاناً در مقابل مرگ قرار
دهیم, حتی اگر بیماری سرطان کاملاً پیشرفت کرده
باشد میتوان آنرا بطریقی مهار کرد. این را نیز باید
اضافه نمایم که انواعی از این مکملها نه تنها در مقابل
بیماریهای مخوف سرطان با قدرت عمل کرده اند و
باعث برگشت سلامت شده اند بلکه برای بیماریهای
مزمن دیگری نیز مانند دیابت, ایدز, هپاتیت,
ناراحتیهای پوستی, ریوی, معده, روده, عفونتهای زنانه
و سایر بیماریهای عفونی کارآیی سریع داشته و
توانسته اند موفق عمل کنند و سلامتی و شادی را به
بیمار و خانواده اش ارمغان دهند و من از این بابت
خوشحال هستم که توانستم و میتوانم در حّد مقدور
در این راستا کوشا و کمک کننده باشم. اگر هنوز

شانس زنده ماندن برای مدتی وجود دارد میتوان با استفاده از این استراتژی ها و تدابیر, بیماری سرطان را متوقف و حتی معکوس نمود بخاطر اینکه زمینهٔ عمقی شرایط رشد سرطان بطور ریشه ای نابود و به درستی تصحیح خواهد شد. تدبیرها و استراتژی های ده گانه ای را که یادآور شدم برای بسیاری از مردم کارآیی داشته و مفید واقع شده است و هر چه زودتر مورد استفاده قرار گیرد احتمال موفقیت بیشتر خواهد بود و این برعکس نظر برخی از پزشکان در جهان است که ندانسته باور دارند که شانس موفقیت در استفاده از مکمل های طبیعی تقریبا صفر است در حالی که همه روزه شکم هایشان را با خوراکیهای گیاهی پُر میکنند نه با داروهای شیمیایی. نتایج نشان میدهد که این نوع باور, هر روزه جان هزاران نفر از مردم را در کرهٔ خاکی به خطر و در معرض مرگ قرار داده است. به هر حال بیماری و

سلامت هر کسی ناشی از اندیشیدن و خواسته های خود او ست. در مبارزه با بیماریهای سرطان, حتی اگر سرطان در عرض چند ماه از بین برود, ادامهٔ برنامهٔ درمان باید حداقل به مدت یک سال پیگیری شود, چون بدن نیاز به حمایت بیشتر برای کمک به بهبود دارد بطوری که بیماری سرطان مجدداً برگشت نداشته باشد. اگر نتوان سرعت لازم را در مبارزه با سرطان بکار برد, لاجرم سرطان به احتمال زیاد نسبت به مبارز خود, به رشد سریع تر خویش ادامه خواهد داد و مرگ را نزدیک خواهد نمود.

بنظر من نویسندهٔ این سطور حسین مساوات, در شرایط پیچیده و بحرانی و یا در آخرین لحظات زندگی که قطع امید شده و مقدمات تدفین تدارک دیده میشود نیز احتمالاً میتوان نتیجه را به نفع سلامتی تغییر داد. من این امید را دارم که با پشتیبانی

از سیستم ایمنی بدن و اندام های سم زدا و با فورمولهای انحصاری و مکمل های قوی در اندازه های بیشتر به عنوان مهاجمین در کشتن سلولهای سرطانی, بتوان به سرکوب بیماری سرطان پرداخت. گر چه شروع درمان در این زمان قدری دیر بنظر میرسد ولی امید و آرزو را نباید از دست داد. به باور من, اگر یک بیمار سرطانی و یا عفونی با وجود طی دورۀ درمانی و بیمارستانی هنوز هم با جواب منفی روبروست,باز هم میتوان امیدوار بود به اینکه همه چیز را میشود در هر شرایطی تغییر داد و از ناممکن, ممکن ساخت. مکملهای درمانی بسیار مؤثری وجود دارد و بیشتر و بهتر از آنچه که خدمات درمانی عمومی در جهان مورد استفاده قرار میدهند که البته به جهاتی مورد تأیید سازمانهای دارویی نمیباشند. از آنجا که این مکملها طبیعی هستند، میتوان آنها را با هر چیز و همراه درمان دیگری استفاده کرد, مانند شیمی

درمانی یا اشعه درمانی و یا همراه با داروی قلب و دیگر داروها, حتیّ میتواند در کمک به کاهش و از بین بردن اثرات عوارض جانبی بیش از حدّ شیمی درمانی نیز مؤثر باشد و نگرانی در این مورد را بر طرف نماید. علاوه بر خدمات درمانی پزشکی عمومی, در دنیای تبلیغاتی امروز, برای درمان و کمک به مبتلایان بیماریهای سرطان ممکن است راه حل های جایگزینی متفاوتی با مکملها و داروهای طبیعی موجود باشد, ولی طبق آمار و تا آنجا که من میدانم, حتی یک مورد از آنها نتوانسته اند سلولهای در حال رشد سریع تومور سرطان را از بین ببرند بجز ده استراتژی و روشهای استثنائی و مهمّی که در طی این نوشته ها بعرض تان رسید.

لازم بیاد آوری است که چندین مورد از روش های استراتژی و تدابیر گفته شده از ابداعات و تفکر و

تجربهٔ من میباشد که در این مدت اخیر توانسته شایستگی خود را در جهت بهبود سلامت افراد نا امید مراجعه کننده نشان دهد و رضایت آنها را فراهم نماید.

سطوری که از نظرتان گذشت پیدایش و شرح حال بیماری ای بنام سرطان بود با راهکارهای درمانی هالیستیک مدرن, علمی و منطقی, پیشگیری و مبارزه از طریق روشهای طبیعی و صحیح درمانی.

پایان

با تشکر و امتنان از وقت و مطالعۀ شما, امیدوارم که این نوشته ها برایتان مفید بوده باشد. که اگر چنین است حتماً خواندن آنرا به بیمارانی که نیازمند هستند و میشناسید توصیه نمایید.

نوشته های این کتاب با اندک تغییراتی در محتوا و فرم و با مطالب اضافی ارزشمند دیگری, در آینده و هر از چندی باز چاپ خواهد شد و در دسترس شما در سراسر جهان قرار خواهد گرفت. همچنین پیرامون اغلب بیماریهای مزمن و طریقۀ رفع آنها, مطالب جامعی بطور ریشه ای و آنالایز نوشته ام که در آیندۀ نزدیک در دسترس شما خواهد بود.

هدف من انتخاب بهترین و مؤثرترین روش و گزینه های جامع درمانهای طبیعی مدرن بهمراه آموزش مردم در مورد جلوگیری و مبارزه با انواع بیماریهای

مزمن است.

برای تعیین وقت جهت تشخیص و ریشه یابی بیماریها و یا پرسشها, میتوانید از تلفن استفاده نموده و یا از طریق وبسایت, تماس حاصل نمایید, شمارهٔ تلفن و وبسایت من در ذیل آمده است.

1 – 647 – 222 – 6568

www.naturalhealthpractitioner.webs.com

بدلیل ثبت قانونی در کشور کانادا و آمریکا, هرگونه کپی برداری به هر شکل و تحت هر عنوان از کل و یا قسمتی از این نوشته ها در سراسر گیتی بعنوان ضرر و زیان سازمان کِری یت اس پیس, مورد پیگرد قانونی قرار خواهد گرفت.

نوشته های این کتاب در جهت کمک به درایت و
دانش مقابله با بیماریهای سرطان و بیماریهای وابسته
به آن نگارش یافته است و تبلیغ برعلیه روشهای
جاری دارویی و درمانهای عمومی مدرن و بیمارستانی
محسوب نمیشود. لذا طبق عُرف, در همهٔ آنچه گفته
و نوشته شد شخص بیمار خود تصمیم گیرنده و مدیر
بیماریش میباشد.

لازم است که با مشاهدهٔ علائم بیماری به مسئولین
بهداشتی و بیمارستانی مراجعه کنید, چنانچه اگر
درمان نتیجه بخش نبود, جهت رهایی از بیماری
مزمن, در هر جای جهان که زندگی میکنید میتواند با
من تماس حاصل نمایید, مطمئناً با استفاده از روشهای
ریشه یابی انحصاری من,علاوه بر حصول سلامتی بطور
طبیعی, از طول عمر بیشتر و زیبایی بهتر بر خوردار
خواهید شد. برای شکست دادن هر بیماری راهکاری

وجود دارد, باید آنرا دانست و از آن استفاده کرد.

در سلامت, پیروز باشید.

از شما مطالعه کنندهٔ عزیز تقاضا دارم که نظرات و سئوالات خود را با من در میان بگذارید. همچنین میتوانید در وبساید من در صفحهٔ مِمبر عضو شوید و مطالبتان را بنویسید که در اسرع وقت به آن پاسخ خواهم داد. از طریق فیسبوک و تویتر نیز میتوانید تماس داشته باشید, آدرسها را میتوانید با نوشتن نام من در اینترنت براحتی پیدا کنید.

Henry Hossein Mossavat

دکتر حسین مساوات **Henry Hossein Mossavat**, ND

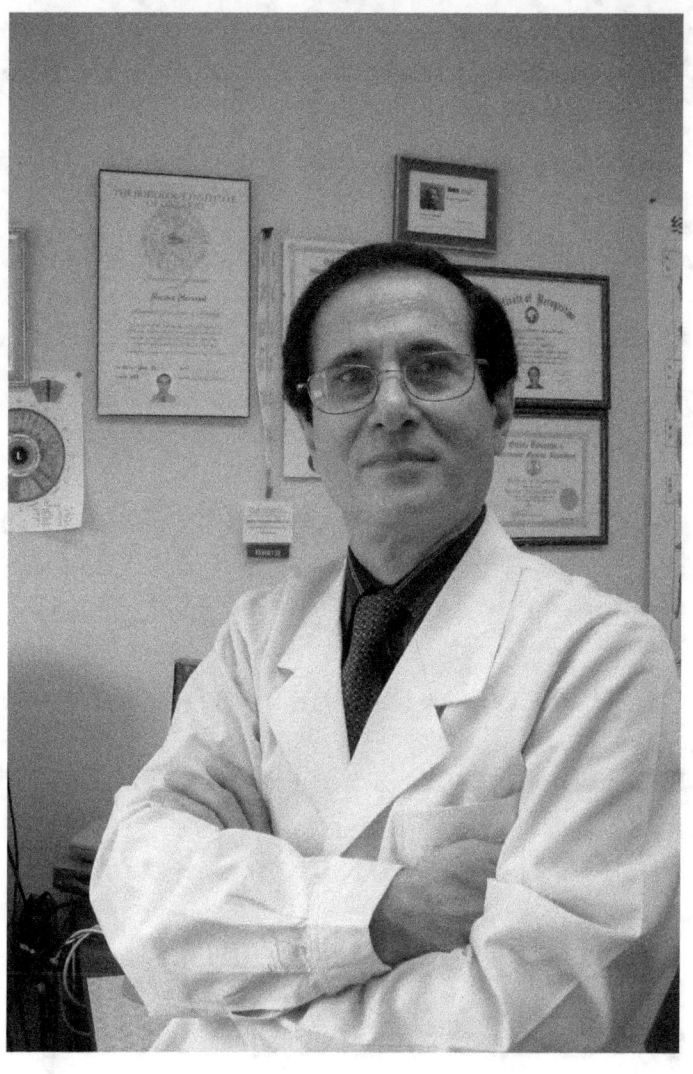

من, حسین مساوات متولد شهرستان رشت در ایران هستم. در طی دوران تحصیل, بعلت وجود محیط گیاهی, آبی و کوههای جنگلی و امکان بررسی آسان

گیاهان دارویی, به جمع آوری اطلاعات و فنون علمی در زمینهٔ طب طبیعی درمانی مدرن و ُطرق و روشهای درمانی آن در منطقه و سپس در جهان پرداختم, تفحص در مهندسی و شیمی فرآورده های درمانی طبیعی طبیعت مادر یکی از دیگر علائق من بود که تا کنون ادامه دارد. از همان زمان, کار و کوشش در نوشتن ترکیبات و فورمول های دارویی گیاهی به علاقمندی من افزوده شد. در آن زمان میدانستم که اغلب بیماریهای عفونی, ناشی از عوامل تخریبی میکروسکوپی طبیعت هستند و درمان آن نیز باید فقط در طبیعت موجود باشد نه در آزمایشگاه دارویی. علاقه به طبیعت و هنر نقاشی و طراحی سبب شد که در اوقات فراغت به نقاشی با سبک و روشهای مختلف هنری بر روی صنایع چوبی و دست ساز محّلی بپردازم و ایجاد درآمد دانش آموزی در جهت رفع هزینه های تحقیقی ام کنم. مدتی نیز در قسمت هُل

یوگراُور روزنامهٔ اطلاعات در پایتخت مشغول کار و تجربه شدم. توانستم اولین نمایشگاه نقاشی فنی و هنری را در شهر رشت توسط ادارهٔ فرهنگ و هنر دولتی دایر کنم. پس از پایان خدمت سربازی و کار در یکی از بانکها و گذراندن دورهٔ آموزشی, بعنوان حسابرس دیوانی, در استخدام دولت شدم. چندی بعد پس از ختم تحصیل مهندسی ساختمان با سکونت در کشور کانادا, ضمن کار و فعالیت روزانه, به تحصیل علوم ادامه دادم. ادغام علوم و فنون آموخته شده طی سالهای متمادی بهمراه کاوش و تحقیقات, در تشخیص صحیح بیماریها وُ طرق درمان و پاکسازی و تعمیر بدن بطور طبیعی, مرا بسیار یاری نمود که خلاصهٔ آنها میتواند بدین شرح باشد. تحصیلات در امور نرم و سخت افزار کامپیوتر و دستگاههای فنی طب هالیستیک مرتبط به کامپیوتر و الکترونیک,

تحصیلات در رشته های مختلف طب طبیعی درمانی مدرن که ممتازترین آن شناخت و نوشتن فورمولهای داروهای گیاهی بهمراه تشخیص صحیح بیماریها و روشهای رفع آنهاست به انضمامِ تحقیق و تفحص و تحریر مقالات برای مدیا و مجلات و کتب. به گواهی پرونده های موجود, فعالیت و کارهای طبیعی درمانی انجام شده تا زمان حال, دلالت بر آن دارد که اغلب مراجعین به خواسته های خود رسیده اند و سلامتی را در آغوش خود دارند و به زندگی برگشته اند, مراجعینی که دارای بیماریهای گوناگونی بوده و هستند, مانند گروه سرطان, ایدز, قلب و عروق و بیماریهای خونی, مغز و اعصاب, استخوانی و غضروفی, بیماریهای عفونی و دیابت و اصولاً بیماریهایی که بیماران با داشتن جواب نه و منفی از طب عمومی مدرن بمن مراجعه میکنند.